Abnehmen mit Stevia

So erreichen Sie verblüffend einfach Ihr Wunschgewicht mit dem kalorienfreien Zucker-Wunder! Genießen Sie Süßes mit gutem Gewissen und starten Sie in ein Leben ohne Zucker

Tanja Ludwig

Achtung, Gratis-Bonusheft!

Mit dem Kauf dieses Buches haben Sie ein kostenloses Bonusheft erworben. Dieses steht nur eine begrenzte Zeit zum Download zur Verfügung. Alle Informationen, wie Sie sich schnell das Gratis-Bonusheft sichern können, finden Sie am Ende dieses Buches.

Inhaltsverzeichnis

Einleitung

Das vorliegende Buch führt Sie in die tiefsten Geheimnisse der Zuckerersatzstoffe und Süßstoffe ein. Sie werden lernen, wie Sie diese im Rahmen einer Diät praktisch möglichst vielseitig einsetzen und damit den Zucker ersetzen können. Dabei liegt der Schwerpunkt dieses Buches auf dem Zuckerersatz Stevia.

Bei Stevia handelt es sich um eine Pflanze. Doch der Name Stevia wird heutzutage auch synonym für die vielen Produkte, die aus Stevia entstehen, verwendet: Ob Flüssigkonzentrate, getrocknete Blätter, weißes Pulver oder in anderer Form immer heißt es Stevia! Dabei ist jedes der Produkte einzigartig. Sie alle überraschen beim Einsatz in der Küche sowie unter chemischen und gesundheitlichen Gesichtspunkten mit ihren Eigenarten. Stevia musste in letzter Zeit von einigen Seiten aus Kritik erfahren, da es in seiner weißen Pulverform zu den künstlichen Süßstoffen zählt. Doch das weiße Pulver ist wie bereits erwähnt nur eines von vielen Produkten, das seine gesundheitliche Unbedenklichkeit in angemessenen Dosierungen immer mehr unter Beweis stellt und dessen Konsum demzufolge gestattet ist. Was zudem positiv zum Tragen kommt: Die Mehrheit der vielen weiteren Stevia-Produkte wiederum erweist sich als natürlich und für die Gesundheit sogar von hohem Wert. Alles in allem kann Stevia in so vielen Arten und Formen vorliegen, dass es durchaus sinnvoll erscheint, sich mit diesem Ersatzstoff für Zucker näher zu befassen. Was im Vergleich zu anderen Zuckerersatzstoffen hervorsticht: Sie haben sogar die Möglichkeit, Stevia das übrigens eine sehr pflegeleichte Pflanze ist selbst anzubauen, wodurch Sie neue Reize in Ihren Speiseplan bringen und sich unter Umständen botanische Fähigkeiten erschließen.

Sie merken es bereits: Was auch immer Sie über Stevia wissen wollen sowie vieles mehr, wird Ihnen in diesem Buch ausführlich nahegebracht. Dabei fangen wir bei den Grundlagen im ersten Kapitel an, die bei Ihrer Motivation zum Lesen dieses Buches ansetzen und diese Motivation sogar weiter ausbauen. Denn Sie möchten abnehmen und irgendwie haben Sie erkannt, dass der Konsum von Zucker ein wesentlicher Punkt ist, der eine erfolgreiche Diät verhindert. Damit sind Sie bereits auf dem richtigen Weg und bekommen im ersten Kapitel alle Details zum Thema Zucker vor Augen geführt. So werden Sie in der Lage sein, selbst zu beurteilen, wie schädlich und kontraproduktiv ein hoher Zuckerkonsum unter den verschiedensten Gesichtspunkten ist. Im zweiten Kapitel widmen wir uns dem nächsten Schritt, der sich bereits mit der Abkehr vom

Zucker auseinandersetzt: Ist es möglich, ohne Zucker zu leben? Und, wenn ja: Was bedeutet ein Leben ohne Zucker überhaupt? Dabei liefert das Gratis-Bonusheft zu diesem Buch einen umfassenden Überblick über die vielen versteckten Zuckerfallen, die uns täglich begegnen und wie man diese am besten meiden kann. Alle Hinweise zum Download des Bonusmaterials finden Sie am Ende dieses Buches.

Im weiteren Verlauf des Buches läuten wir gemeinsam den Wandel ein und befassen uns mit den Zuckeraustauschstoffen und Süßstoffen im Allgemeinen sowie den speziellen Arten, die es gibt. Hier erwarten Sie zahlreiche Informationen über die besagten Stoffe, die Sie kaum oder gar nicht erwarten würden. Auf diese Weise werden Sie merken und zusätzlich erklärt bekommen, wieso ausgerechnet die Diäten mit den Zuckerersatzstoffen so vielversprechend sind.

Dies läutet zugleich den Beginn des großen Bereiches dieses Buches über den faszinierenden Zuckerersatz Stevia ein. Neben einem allgemeinen Steckbrief gehen wir dabei auch auf die Details ein. Lernen Sie Einsatzbereiche sowie die Praxis in der Küche genauestens kennen und auch den Anbau, falls Sie Interesse daran haben. Verschaffen Sie sich einen Eindruck davon, wieso ausgerechnet Stevia bei einer Diät hilfreich ist. Starten Sie anschließend mit Ihrem 14-Tage-Plan durch und lassen Sie sich von zehn Rezepten inspirieren. Ein Schlusswort rundet dieses Buch als Gesamtpaket ab.

Da zurzeit die kohlenhydratreduzierten Diäten stark im Aufwärtstrend sind, ist Stevia kompatibel mit den verschiedensten Ernährungsformen: ob Low Carb oder Keto-Ernährung oder andere ausgefallene Konzepte. Damit Sie Stevia optimal mit Ihrer jeweiligen Ernährungsform kombinieren können, wird ein erheblicher Bestandteil dieses Buches sein, Ihnen die Ernährungsformen in einem separaten Kapitel kurz vorzustellen und die Vorteile des Stevia-Konsums speziell im Rahmen dieser Ernährungsform zu erläutern.

Es steht Ihnen ein wissens- und erkenntnisreiches Programm bevor, welches im Rahmen dieses Buches für Sie interessant aufbereitet wird. Bleiben Sie am Ball und beachten Sie bei all den Informationen über Stevia und Co. vor allem eines: Sie haben hier den Schlüssel zu einer erfolgreichen Diät in der Hand!

All die Ernährungsumstellungen, die bisher scheiterten, können allein durch den einen Zuckerersatz Stevia in Vergessenheit geraten, da dieser Ihnen hilft, ohne großen Aufwand abzunehmen. Manchmal liegt die Lösung eben in den kleinen Dingen

► Möchten Sie backen, kochen und Süßes genießen, ohne ein schlechtes Gewissen haben zu müssen?

► Träumen Sie davon, unbeschwerter und kontaktfreudiger Ihren Alltag zu begehen?

► Wünschen Sie sich eine schlankere Figur, die Sie durch ein lachendes und frisches Äußeres sowie mit stylischer Mode selbstbewusst nach außen präsentieren können?

Wenn Sie sich bei nur einem dieser Aspekte ansatzweise angesprochen fühlen, dann lernen Sie mit einer extra Prise Wissenschaft und Unterhaltung in diesem Buch den Nutzen von Stevia detailreich kennen!

Alles über Zucker: Eigenschaften, Folgen, Notwendigkeit & vieles mehr!

Dieses erste Kapitel hat keineswegs das Ziel, ein Feindbild zu schaffen, aber es könnte wohl durchaus so klingen. Grund dafür ist, dass Sie beim Lesen immer wieder über die negativen Aspekte des Zuckerkonsums stolpern werden. Doch seien Sie sich sicher: Trotz der vielen Negativpunkte ist dieses Kapitel absolut objektiv, was Sie an der guten und fundierten Studienlage als Quellen merken werden. Arbeiten wir uns nun Schritt für Schritt durch die Thematik hindurch.

Was ist Zucker und wie wirkt er im Körper?

Auf den Packungen bei den Nährwertangaben sehen Sie Zucker immer unter den Kohlenhydraten aufgeführt. Doch irgendwas muss am Zucker besonders sein, wird er doch in der Regel als einziges Kohlenhydrat separat in der Nährwerttabelle aufgeführt. Bereits diese Sonderauflistung des Zuckers weist darauf hin, dass er sich von den weiteren Kohlenhydraten unterscheidet.

Das extra schnelle Kohlenhydrat

Was den Zucker auszeichnet, ist dessen schnelle Wirkung im Körper. Ehe wir diese Wirkung näher beleuchten, schauen wir uns zunächst den Aufbau einiger verschiedener Kohlenhydrate an:

Zuckerart	Arten	Anzahl der Grundbausteine	Vorkommen
Einfachzucker (Monosaccharide)	▶ Glukose (Traubenzucker) ▶ Fruktose (Fruchtzucker) ▶ Galaktose (Schleimzucker)	1.	▶ Obst ▶ Honig ▶ Gemüse ▶ Milch ▶ Milchprodukte ▶ Blut

Zweifachzucker (Disaccharide)	▶ Saccharose (Rohr- und Rübenzucker) ▶ Maltose (Malzzucker) ▶ Laktose (Milchzucker)	2.	▶ Obst ▶ Gemüse ▶ Haushaltszucker ▶ Bier ▶ Malzprodukte ▶ Zuckerrüben
Vielfachzucker (Polysaccharide)	▶ Stärke ▶ Glykogen	100 bis über 5.000	▶ Leber ▶ Muskulatur ▶ Kartoffeln ▶ Getreide ▶ Hülsenfrüchte

Der Inbegriff von Zucker sind die Ein- und Zweifachzucker. Beide Kohlenhydratarten verfügen lediglich über einen bzw. zwei Grundbausteine. Ohne nun allzu tief in die Biologie eintauchen zu wollen: Kohlenhydrate müssen wie alle anderen Nährstoffe aufgespalten werden, um über die Nahrung aufgenommen werden zu können. Es ist nur allzu naheliegend, dass ein bzw. zwei Grundbausteine leichter aufzuspalten sind als 100 bis über 5.000. Die Folge davon ist, dass alles, was simple Zuckerstrukturen enthält, schnell vom Körper verwertet wird. Um genau zu sein, wird es bereits auf den ersten Zentimetern im Mund durch das Speichelenzym Amylase aufgespalten und dadurch direkt über die Dünndarmwand ins Blut aufgenommen. Man spricht umgangssprachlich deswegen auch davon, dass Zucker „ins Blut schießt".

Eine Ausnahme unter den Einfachzuckern gibt es jedoch: den Fruchtzucker. Dieser wird tatsächlich trotz seiner simplen Struktur im Dünndarm nur bedingt verstoffwechselt. Stattdessen erfolgt eine Weiterleitung an den Dickdarm. Die dort ansässigen Bakterien verarbeiten die Fruktose, was zur Entstehung von Gasen und Säuren führt, die wiederum Blähungen und Durchfall fördern. Was nicht von den Bakterien verarbeitet wird, wird in die Leber weitergeleitet. Diese Weiterleitung an die Leber hat weitreichende Konsequenzen. Denn die Aufnahme von Fruktose in die Leber wird nicht reguliert, was hingegen bei anderen Zuckern der Fall ist. Stattdessen kommt es zu einem Überschuss in der Leber, woraufhin die Fruktose in Fett umgewandelt wird. Es werden infolge dessen Fettsäuren neu synthetisiert, woraufhin der Fettsäurespiegel in der Leber ansteigt. Dieser erhöhte Fettsäurespiegel hemmt den Abbau von Fettsäuren, was die Entstehung eines in der Wissenschaft neuerdings immer häufiger diskutierten Krankheitsbildes zur Folge hat: der nichtalkoholischen Fettleber. Nun ist Fruchtzucker nicht immer derart schädlich. So hat sich bereits gezeigt, dass er in moderaten Mengen eingenommen durchaus nicht auf die Leber schlägt und stattdessen zum Teil verwertet, zum Teil ausgeschieden wird. Somit steht dem einen oder anderen Stück Obst am Tag nichts im Wege. Problematisch ist jedoch, dass Fruchtzucker mittlerweile diversen Lebensmitteln vonseiten der Industrie zugesetzt wird. Grund dafür ist, dass er eine höhere Süßkraft hat als der Haushaltszucker, der übrigens zur Hälfte aus Glukose und zu Hälfte aus Fruktose besteht. Die Mengen an Fruktose, die wir somit bei Fertiggebäck, Süßigkeiten und Getränken zu uns nehmen, enthalten deshalb für die Leber potenziell schädliche Konzentrationen.

Der schnell ansteigende Blutzuckerspiegel

Man könnte meinen, es sei gut, dass der Körper schnell Zucker bekommt, da Zucker den Körper mit Energie versorgt. Es stimmt zwar, dass Zucker Energie liefert. Manchmal ist sogar ein direkter Zuckerschub erforderlich – so zum Beispiel bei einer Unterzuckerung, wie es häufig bei Diabetikern beobachtet wird. Aber dies ist ein medizinischer Ausnahmefall und sogar ein Notfall. Bei einem gesunden Menschen ist eine allmähliche Abgabe von Zucker ins Blut produktiver. Sehen wir uns einmal an, was passiert, wenn der Zucker ins Blut schnellt:

1. Zunächst schüttet der Körper das Hormon Insulin aus, welches er in der Bauchspeicheldrüse produziert.
2. Das Insulin ist für den Transport des Zuckers aus dem Blut in die Zellen notwendig.
3. Bei hohem und häufigem Zuckerkonsum bildet sich wesentlich mehr Insulin als unter anderen Bedingungen.
4. Wird dauerhaft viel Zucker konsumiert, dann kristallisieren sich zwei Risiken heraus:
   a. Insulinresistenz: Der Körper reagiert nicht mehr auf das Insulin und es kann kein Zucker aus dem Blut abgebaut werden.
   b. Zerstörung der Beta-Zellen: Die Beta-Zellen sind für die Produktion von Insulin zuständig und können durch eine Immunreaktion infolge zu hohen Zuckerkonsums zerstört werden.

Wussten Sie schon?

Der Name Insulin stammt vom lateinischen Wort Insula ab, was auf Deutsch „Insel" bedeutet. Die Beta-Zellen, die das Insulin produzieren, liegen nämlich in den Langerhans-Inseln. Dies ist eine Zellansammlung in der Bauchspeicheldrüse.

Sind die komplexen Kohlenhydrate besser für die Gesundheit als der Zucker?

Die Antwort auf diese Frage lässt sich eindeutig bejahen. Denn die Vielfachzucker – in der Fachsprache Polysaccharide genannt – müssen zunächst im menschlichen Körper einen umfangreichen Prozess der Spaltung zu Einfachzuckern durchlaufen. Die Spaltung verläuft unter tatkräftiger Beteiligung folgender Enzyme:

- ▶ Speichelenzym Amylase im Mund

- ▶ Weitere Amylasen und die Enzyme Glukosidasen im Magen

- ▶ Weitere Glukosidasen (Maltase, Saccharase & Laktase) aus der Dünndarmschleimhaut spalten die mittlerweile Zweifachzucker in Einfachzucker

Die aus komplexen Kohlenhydraten gewonnenen Glukose-Moleküle werden langsam ins Blut abgegeben. Alles, was aktuell nicht benötigt wird, wandelt der Körper in Glykogen um und speichert es in den Muskeln sowie in der Leber. Sinkt zwischendurch der Glukosespiegel, dann wird das Glykogen erneut in Glukose umgewandelt und ins Blut abgegeben.

Sie sehen jedoch: Komplexe Kohlenhydrate werden nur langsam ins Blut abgegeben und dies auch nur bis zu einer bestimmten Konzentration. Ansonsten werden sie gespeichert und bei Bedarf ins Blut abgegeben. Zucker wiederum schießt immer ins Blut und lässt den Blutzuckerspiegel ansteigen. Dies führt zu vielen negativen Abläufen im Körper, wie Sie im weiteren Verlauf dieses Kapitels noch lernen werden. Darüber hinaus hat Zucker keinen Nutzen und liefert keine langfristige Energie. Der Großteil der durch Zucker eingenommenen Kalorien ist nutzlos, weswegen man sie als „leere Kalorien" bezeichnet.

Wussten Sie schon?

Die bei weitem komplexesten Kohlenhydrate sind die Ballaststoffe. Sie bestehen aus 8.000 bis 12.000 Glukose-Bausteinen und sind dadurch für den Körper nicht verdaulich. Dieser Tatsache zum Trotz haben sie wichtige Funktionen:

- ▶ Anregung der Kaufunktionen durch feste Struktur
- ▶ Vermehrte Abgabe von Verdauungssäften durch hohe Verweildauer im Magen

> ► Erhöhung der Darmbewegung durch Aufquellen im Darm
>
> Alles in allem tragen Ballaststoffe zur besseren Verdauung und Sättigung bei. Da sie zeitgleich unverändert ausgeschieden werden, tragen sie zur Kalorienbilanz des Körpers nicht bei.

Fazit

Somit ist nun bis hierhin auf Basis der Wirkungsweise im und auf den Körper veranschaulicht, was Zucker ist und wieso hoher Zuckerkonsum kontraproduktiv ist. Dies lässt naheliegen, dass der Konsum komplexer Kohlenhydrate für die Gesundheit vorteilhaft ist.

Zucker als Ursache für Krankheiten & Einschränkungen

Nachdem wir uns eingehend mit der Wirkung von Zucker befasst haben, wollen wir uns nun den Folgen von hohem Zuckerkonsum in diesem Kapitelabschnitt widmen. Welche Folgen hat hoher Zuckerkonsum langfristig für den Menschen? Eine genaue Betrachtung führt uns zu einer Vielzahl möglicher Krankheiten und Einschränkungen, deren Wahrscheinlichkeit bei hohem Zuckerkonsum wesentlich vergrößert ist.

Diabetes

Bei Diabetes handelt es sich um eine wahre Volkskrankheit. Bei knapp 6,7 Millionen offiziell Betroffenen und einer unbekannten Dunkelziffer an Personen, die sich ihrer Erkrankung nicht bewusst sind, ist ein Anteil von fast 10 % der deutschen Bevölkerung an Diabetes erkrankt. Diabetes gibt es in zwei verschiedenen Typen, wobei beide Typen dieselben Gefahren und Einschränkungen mit sich bringen:

- ► Blutzuckermessungen
- ► Spritzen
- ► Abgestorbene Füße

Es kommt durch den „diabetischen Fuß" sogar zu knapp 29.000 Amputationen jährlich in Deutschland. Fühlen wir den beiden Diabetes-Typen näher auf den Zahn.

Diabetes Typ 1: Seltene Form mit Zerstörung der Beta-Zellen

Der Diabetes Typ 1 ist die seltenere Form, die aus einer Zerstörung der Beta-Zellen in der Bauchspeicheldrüse resultiert. Dadurch sind weder Insulin-Ausschüttung noch Insulin-Produktion möglich. Demzufolge kommt es bei zu hoher Zuckereinnahme zu einer potenziell lebensbedrohlichen Situation. Um einer Überzuckerung entgegenzuwirken, wird von außen über eine Spritze Insulin dem Körper zugeführt.

Diabetes Typ 2: Häufigste Form mit Insulinresistenz

Der Diabetes Typ 2 zeichnet sich dadurch aus, dass durch häufigen Zuckerkonsum und folglich ebenso häufiger Zuckerausschüttung die Insulinresistenz des Körpers – also die Empfindlichkeit für eine Insulinausschüttung – sinkt. Dementsprechend wird Insulin durch einen Gewöhnungseffekt des Körpers seltener ausgeschüttet. Es treten im Körper schleichend Prozesse auf, die die Krankheit ans Tageslicht bringen. Waren früher noch hauptsächlich ältere Personen vom Typ 2 betroffen und sprach man in diesem Zusammenhang vom Altersdiabetes, haben sich die Dinge im Laufe der Zeit gewandelt. Denn durch den industriell zugesetzten Zucker in diversen Produkten und folglich hohen Zuckerkonsum durch die verschiedensten Lebensmittel, sind nicht mehr nur die süßen Sünden eines ganzen Lebens notwendig, um am Diabetes Typ 2 zu erkranken. Viel häufiger tritt diese Erkrankung deswegen bereits bei Kindern und Jugendlichen in Erscheinung.

> **Hinweis!**
>
> Neben diesen beiden Diabetes-Typen existieren noch weitere. Allerdings handelt es sich dabei nur um Unterkategorien und Klassifizierungen, die keinerlei medizinische Relevanz haben. Alle Typen gehören somit Diabetes Typ 1 bzw. Diabetes Typ 2 an.

Gefäßerkrankungen

Bereits von Anfang an und bei nur wenig oder zeitweise erhöhten Blutzuckerwerten machen sich Veränderungen in den Gefäßen bemerkbar. Diese bergen ein hohes Risiko, da sie das Wechselspiel zwischen Blut und Gefäßwänden erheblich stören. Durch Verzuckerungen in den Strukturproteinen an den Gefäßwänden und in den Blutzellen steigt das Risiko von Thromben, die Minderdurchblutungen zur Folge haben. Solche Minderdurchblutungen vermindern oder blockieren den Blutfluss komplett, was neben dem bereits erwähnten diabetischen Fuß zu anderen ernsten Erkrankungen beiträgt:

- ▶ Herzinfarkt

- ▶ Schlaganfall

- ▶ Bluthochdruck

Herzinfarkt & Schlaganfall: Wenn die Pumpe & das Gehirn akut gefährdet sind

Das Herz ist die Blutpumpe unseres Körpers. Es sorgt dafür, dass Blut und somit auch Sauerstoff sowie Nährstoffe zirkulieren. Aber auch das Herz selbst muss durchblutet werden. Hierzu überziehen sogenannte Herzkranzarterien das Herz. Kommt es in einer dieser Herzkranzarterien zu einer Verstopfung, so tritt der Notfall ein: Bereits in wenigen Minuten sterben die nicht mit Sauerstoff versorgten Herzmuskelzellen ab. Dies ist nicht automatisch ein Todesurteil, gibt es doch im gesamten Herzen eine Vielzahl an Muskelzellen. So ist es durchaus möglich, dass die verstopfte Herzkranzarterie lediglich einen kleinen Anteil an Herzmuskelzellen absterben lässt. Dies hätte einen sogenannten stummen Herzinfarkt zur Folge; stumm deshalb, weil er nicht bemerkt wird oder sich nur kurzfristig minimal bemerkbar macht. Verstopfungen von Herzkranzarterien können auch an derart ungünstigen Stellen auftreten, dass es zu einem akuten Notfall kommt, bei welchem die betroffene Person schnell im Krankenhaus behandelt werden muss, um zu überleben.

Was den Schlaganfall angeht, so ergibt sich hier dieselbe Problematik. Ein Unterschied ist natürlich das betroffene Organ, welches das Gehirn ist. Das Gehirn als zentrales Steuerorgan unseres Körpers wird für diverse Abläufe benötigt, die von der Motorik über die Sprache bis hin zum Fühlen, Denken und vielen weiteren Aufgaben reichen. Ein angeschlagenes Herz kann man ersetzen, aber ein Gehirn, welches nicht mehr funktioniert, hat den unmittelbaren Tod zur Folge oder ein Leben mit Einschränkungen bis zu schwerwiegenden Behinderungen. Im Klartext sprechen wir davon, dass durch Durchblutungsstörungen im Gehirn Zellen bzw. Hirnareale absterben. Diese haben verschiedene Aufgaben, die ohne Sauerstoff nicht erfüllt werden können. Stirbt beispielsweise im Sprachzentrum ein Areal ab, so ist es möglich, dass die Person in der Folge nicht mehr sprechen kann, dies nur noch undeutlich tut, stottert oder sich eine andere Einschränkung ergibt. Nun ist es zwar möglich, dass im Rahmen einer Reha und mittels umfangreicher Übungen andere Bereiche diese Defizite kompensieren und die Person im Anschluss wieder beschwerdefrei leben kann. Aber der Weg dahin ist lang und ungewiss. Neben dem Absterben einzelner Bereiche des Gehirns ist ein Schlaganfall mit endgültigem und unwiderruflichem Tode des Menschen ebenso möglich. Also erneut ein ernstzunehmender Notfall.

Wir lernen...

Durch die aus hohem Zuckerkonsum resultierenden Gefäßveränderungen sind unmittelbar das Herz und das Gehirn gefährdet, weil bei beiden Organen dadurch Zellen und Bereiche absterben. Dies kann neben dem Tode zu einem stark eingeschränkten Leben führen. Das Ausbleiben von Gefäßerkrankungen durch geringeren Zuckerkonsum steigert die Wahrscheinlichkeit, länger ohne derartige Erkrankungen zu leben.

Bluthochdruck: Unwohlsein mit Tendenz zum Notfall

Bluthochdruck resultiert u. a. aus Ablagerungen in den Gefäßen. Diese erfordern eine Steigerung des Blutdrucks, um trotz Ablagerungen den Körper adäquat mit Sauerstoff und Nährstoffen zu versorgen. Allerdings ist der Bluthochdruck die Ursache für zahlreiche Beschwerden, die häufig auftreten und somit den Alltag klar erschweren:

- ▶ Übelkeit

- ▶ Kopf- und Herzschmerzen

- ▶ Schwindel

Zudem kommt es durch Bluthochdruck zu Ausbuchtungen und schlimmstenfalls gar zum Platzen von Gefäßen. So ist der blutige Schlaganfall beispielsweise eine Sonderform, die rund 20 % der Schlaganfälle ausmacht. Hier breitet sich eine Blutung zwischen Gehirn und Schädeldecke aus. Da die Blutung an dieser Stelle keine Austrittsmöglichkeit hat, drückt sie auf bestimmte Areale des Gehirns. Dieser blutige Schlaganfall ist potenziell gefährlicher als ein Schlaganfall infolge eines verstopften Gefäßes, welcher als Hirninfarkt bezeichnet wird.

Verminderte geistige Leistungsfähigkeit

Diabetes und Gefäßerkrankungen haben wir nun soweit behandelt, doch sind wir damit noch längst nicht am Ende der durch Zucker hervorgerufenen Erkrankungen und Einschränkungen. Einem sehr interessanten Punkt widmen wir uns nun; interessant, weil dieser Aspekt keine Erkrankung behandelt, sondern eine Auswirkung auf unsere geistige Leistungsfähigkeit. Diese wird mehreren Quellen zufolge durch Zuckerkonsum erheblich beeinträchtigt.

Die Theorie: Entzündungen im Hippocampus

Zwei interessante Belege gibt es hierzu:

Die australische Wissenschaftlerin Margaret Morris führte Versuche an Ratten durch. Ratten sind für ihr gutes Orientierungsvermögen bekannt. Morris verabreichte den Tieren eine Woche lang stark zuckerhaltige Nahrung. Das Ergebnis: Den Tieren gelang es kaum, Räume wiederzuerkennen oder Dinge zu finden. Morris führte mehrere dieser Versuche mit verschiedenen zuckerhaltigen Lebensmitteln durch und erhielt immer ähnliche Ergebnisse: Der Zucker hinterließ Veränderungen in der geistigen Leistungsfähigkeit. Doch nicht nur das: Auch die Strukturen im Gehirn änderten sich.

Ein weiterer Beleg, diesmal an Menschen: 141 gesunde Senioren nahmen an einem Test der Berliner Charité teil. Forscher gaben den Senioren 15 Wörter mit auf den Weg, die eine halbe Stunde lang im Gedächtnis verbleiben sollten. Anschließend fanden Untersuchungen statt. Es zeigte sich bei diesen Untersuchungen zweierlei: Einerseits wiesen die Senioren mit häufig hohem Blutzuckerspiegel schlechtere Ergebnisse auf als jene mit normalem Blutzuckerspiegel. Andererseits stellte man fest, dass die Senioren mit dem häufig erhöhten Blutzuckerspiegel einen kleineren und schlechter strukturierten Hippocampus hatten.

Weitere Hinweise liegen in den Blutzuckerschwankungen

Die Blutzuckerschwankungen sind ein weiterer Punkt, der zu einer verminderten geistigen Leistungsfähigkeit beiträgt. Anfangs noch durch den Zucker aufgedreht, gelingt es dem Menschen nicht, sich aufs Wesentliche zu konzentrieren. Doch auch nachdem der Blutzuckerspiegel sinkt, ergeben sich Probleme. So kommt es zu Heißhunger und infolge dessen zu Konzentrationsproblemen. Da Konzentration ein wesentlicher Bestandteil der geistigen Leistungsfähigkeit ist, sehen Sie darin eine weitere Erklärung, wieso Zucker die Leistungsfähigkeit des Gehirns mindert.

Fazit

Es sind Fakten. Es sind erwiesene Fakten, die veranschaulichen, auf wie vielen Wegen Zucker unserer Gesundheit in unserem Leben schaden kann. Es sind unumstößliche Fakten, die uns umgeben. Trotzdem - trotzdem! - nehmen wir das Risiko des hohen Zuckerkonsums einfach hin. Beim Junkie, der seine Heroinspritze braucht, schreien wir auf. Auch der Alkoholismus wird mit dem Ernst betrachtet, der angemessen ist. Doch beim Zuckerkonsum winken wir ab. Wir nehmen es in Kauf, dass wir durch den Zuckerkonsum mit einer tickenden Zeitbombe in uns leben. Diese tickende Zeitbombe begegnet uns indessen buchstäblich überall.

Warum ist Zucker dennoch so beliebt?

Wir knüpfen mit diesem Abschnitt direkt an dem Fazit von eben an: Wieso nehmen wir es denn in Kauf, dass wir unserer Gesundheit eine tickende Zeitbombe wie den Zucker zumuten? Wieso ist Zucker in der Gesellschaft unterm Strich trotz allem derart beliebt? Das beleuchten wir in diesem Unterkapitel. Machen Sie sich auf etwas gefasst, denn wir beleuchten damit einen Sachverhalt, der sich auf sehr vielen verschiedenen Ebenen ergründen lässt. Doch fangen wir Schritt für Schritt an.

Achtung: Hier erwartet Sie Zucker!

Um dem Phänomen der enormen Beliebtheit des Zuckers auf den Grund zu gehen, schauen wir uns zunächst an, wo er uns überhaupt begegnet.

Mittlerweile werden wir von Zucker förmlich überflutet. Das Schlimmste daran ist, dass wir den Zuckergehalt bestimmter Lebensmittel einfach unterschätzen. Des Weiteren wird der Zuckergehalt sogar bewusst vor uns verborgen. Denn auf den Nährwerttabellen ist so ziemlich immer der Zuckergehalt auf 100 g eines Lebensmittels oder sogar noch weniger angegeben. Das sorgt dafür, dass uns die hohe Menge, die wir aufnehmen, gar nicht bewusst wird.

Außerdem heißt es bei bestimmten Produkten immer, sie seien gesund, weil sie Vitamine oder sonstige wertvolle Nährstoffe enthielten. Dies ist allerdings nur ein Deckmantel für deren wahre Identität als vitaminarme Zuckerbomben.

Ein paar Beispiele:

▶ Der Fruchtjoghurt von Bauer enthält 11,5 Zuckerwürfel (!) pro Becher

▶ Ein Glas Wasser von 02-Active kommt auf stolze 5 Zuckerwürfel pro Glas

▶ Früchtemüsli enthält teilweise fast bis zu einem Drittel Zucker

Wir lernen...

Was bei den drei soeben genannten Beispielen auffällt, ist, dass es sich dabei um durchaus als positiv beworbene Lebensmittel handelt. Insbesondere die Fruchtjoghurts gelten als zum Teil äußerst vitaminreich. Doch der Gehalt an Vitaminen ist gering und die Menge an Zucker macht die Produkte für einen gesunden Lebenswandel untauglich.

Das 02-Active-Wasser mag zwar als positiv und isotonisch gelten. Doch die fünf Zuckerwürfel in nur einem Glas geben ein ernüchterndes Bild ab. Früchtemüsli, als Kraft spendend und gesund geltend, weist fast zu einem Drittel Zucker auf. Bei diesen Zuckermengen scheint es mit der Gesundheit dann wohl doch nicht so weit her zu sein.

Zucker ist in vielen Lebensmitteln der Hauptbestandteil und zu unserem Unglück noch dazu sehr gut verborgen. Hinzu kommt, dass manche Produkte wie Joghurts meistens sogar mehrere Male hintereinander gegessen werden: Insbesondere trifft das beispielsweise bei den von Kindern so beliebten Fruchtzwerge zu.

Aus der Notwendigkeit heraus wollen wir uns nun gemeinsam die existierenden Zuckerfallen näher ansehen. Zunächst ist es lediglich eine Aufzählung, die nur einige der Zuckerfallen abbildet. Im kostenlosen Bonusmaterial zu diesem Buch wird auf diese genauer eingegangen. Dort werden Sie zudem zahlreiche Tipps für Alternativen erhalten. Hier erstmal die kleine Übersicht:

Lebensmittelgruppe	Produkte mit (verstecktem) Zucker
Getränke	▶ Smoothies ▶ Aromatisiertes Wasser ▶ Fruchtsaft & Fruchtsaftgetränke
Frühstücksprodukte	▶ Frühstückszerealien für Kinder ▶ Obstkonserven ▶ Früchtemüsli
Milchprodukte	▶ Milchmixgetränke mit Früchten ▶ Fruchtjoghurt und -quark ▶ Trinkfertiger Kakao
Desserts & Süßwaren	▶ Rote Grütze ▶ Müsliriegel ▶ Speiseeis

Saucen & Fertigprodukte	▶ Ketchup
	▶ Fertigsaucen in Flaschen
	▶ Feinkostsalate

Einige der genannten Lebensmittel mit verstecktem Zucker werden Ihnen wohl bereits bekannt sein. Andere wiederum könnten Ihnen neu sein. Bedenken Sie dabei, dass die in der Tabelle genannten Lebensmittel nicht deswegen genannt werden, weil sie ein bisschen Zucker enthalten. Es handelt sich bei all diesen Lebensmitteln um solche, die in Relation zu den sonstigen Nährstoffen eine signifikante Menge an Zucker beinhalten. Insbesondere die Gruppe der Frühstücksprodukte ist ein einziger Betrug. „Betrug" ist dabei keineswegs radikal gemeint, sondern absolut berechtigt. Denn wohl kaum eine Gruppe wird „für den wertvollen Start in den Tag" derart angepriesen und als positiv vermarktet wie Frühstücksprodukte. Doch es geht noch weiter:

Hinweis!

Diverse Studien zeigen den gesundheitlichen Nutzen eines Frühstücks auf und belegen den gesundheitlichen Mehrwert spezieller Produkte. Doch werfen Sie einmal einen Blick darauf, wer die jeweiligen Studien durchführte bzw. in Auftrag gab. Falls Sie dort des Öfteren Namen von Herstellern für Frühstücksprodukte, wie z. B. Nestlé, vorfinden, dann müssen Sie sich nicht wundern. Denn natürlich geben die Hersteller vermehrt einzelne Studien in Auftrag, die den Verbraucher beruhigen sollen. Objektiv sind diese Studien allerdings nicht. Es lässt sich klar von Verbrauchertäuschung sprechen.

Auf der Suche nach der Antwort auf die Frage, wieso Zucker so beliebt ist, stoßen wir also zuerst auf die vielen zuckerhaltigen Produkte, die uns im Supermarkt umgeben und die zudem als positiv beworben werden.

Schon früh werden die falschen Angewohnheiten etabliert

Leider sind es nicht nur die Hersteller, die zuckerhaltige Lebensmittel vermarkten und reichhaltig anbieten. Wenn wir ehrlich sind, beginnt die irreführende Werbung bereits früher; nämlich in der Kindheit. Wie hieß es früher doch oft?

▶ „Wenn du deinem Opa hilfst, dann bekommst du ein Eis." -> Zucker als leckere Belohnung

- ▶ „Zur Strafe gibt es eine Woche nichts Süßes." -> Zucker wird als begehrtes Mittel instrumentalisiert

- ▶ „Zum Spieleabend holen wir uns was zum Knabbern." -> Zucker als Krönung

Es tritt also in vielfacher Hinsicht bereits früh eine falsche psychologische Programmierung ein. Ohne mit dem Finger auf jemanden zeigen zu wollen: Den größten Anteil an den Folgen für die Kinder tragen die Eltern. Wie wir es auch drehen und wenden, führt der Weg zu den Eltern, die ihr Kind eigentlich doch nur lieben und beschützen wollen.

Dabei lassen sich einige Wege ausmachen, auf welchen Kinder im Hinblick auf Zucker schon früh negativ beeinflusst werden.

Falsche Programmierung

Es existiert ein einzigartiges Buch zur Zuckerentwöhnung, welches als Quelle für dieses Buch herangezogen wurde. Das Buch verfolgt dabei einen ganz anderen Ansatz als die meisten Ratgeber und betrachtet das Thema Zuckerentwöhnung von einer völlig neuen Seite. Sie können sich das Buch gern ergänzend durchlesen. In Kombination mit diesem Werk erhalten Sie eine umfassende Beratung für Ihren Weg. Das Buch ist von Allen Carr & John Dicey und heißt *Endlich ohne Zucker!*

Jedenfalls geht es in dem Buch u. a. darum, dass wir Menschen bereits von klein auf einer Gehirnwäsche unterzogen werden, was Zucker angeht. Exakt das Wort „Gehirnwäsche"findet in dem Buch Anwendung und dieser Begriff lässt sich nachvollziehen. Denn seit unserer Kindheit bekommen wir das völlig verkehrte Gefühl vermittelt, Zucker sei etwas Besonderes. Das alles klingt ungefähr so:

- ▶ Bonbons, Eis, Kuchen und Kekse sind eine Belohnung, wenn wir brav waren!

- ▶ Beim Zucker handelt es sich um puren Genuss, weil er süß ist!

- ▶ Zucker hat besondere Vorteile und Nutzen, da er uns glücklich macht!

Von Beginn an bekommen wir diese Inhalte im Regelfall exakt so oder ähnlich vermittelt. Natürlich heißt es, Zucker dürfe nicht zu oft gegessen werden, da er ungesund sei. Aber dennoch wird er im gleichen Zuge meistens mit positiven Eigenschaften versehen.

So sind wir von klein auf an den Gedanken gewöhnt – ja wahrhaftig programmiert – Zucker sei besonders, ein Geschmacksträger und gleichzeitig irgendwie unverzichtbar.

Bei der ganzen Sache spielt die Gewohnheit eine große Rolle. Doch was ist nun, wenn wir uns und unsere Kinder an eine andere Sache gewöhnen: Nämlich an andere Nährstoffe und Lebensmittel, was absolut möglich ist!

Hinweis!

Unser Planet ist voll von „Naschkatzen", denen es schwerfällt, sich den hohen Zuckerkonsum abzugewöhnen. Aber sobald sich diese Personen die folgenden Dinge klarmachen, läuft eine Zuckerreduktion tendenziell sehr einfach ab:

1. Unser Drang nach Zucker basiert auf einer völlig falschen Philosophie, Denkweise und Programmierung, die wir seit unserer Kindheit eingerichtet bekommen.

2. Wahrer Geschmack bedeutet nicht, vom Zucker in den Bann gezogen zu sein und Süßes ohne Ende zu konsumieren.

3. Kocht man sich regelmäßig und abwechslungsreich Gemüse, Fisch und andere gehaltreichen Nahrungsmittel, verfliegt das Bedürfnis nach Zucker und man entdeckt eine beeindruckende Vielfalt im Essen.

4. Es geht hauptsächlich darum, andere – und zwar gesunde –Gewohnheiten zu entwickeln.

5. Diverse natürliche Zuckerersatzstoffe ermöglichen einen kalorienarmen, süßen und ohne Auswirkungen auf den Blutzuckerspiegel stattfindenden Genuss.

Adaption der Kinder bereits im Mutterbauch

Ein sehr interessanter Ansatz von Tübinger Wissenschaftlern ist in einer Reportage des SWR zu sehen. Diese Reportage trägt den Namen *Droge Zucker? Der Kampf gegen die süße Gefahr.*

Der Ansatz der Tübinger Wissenschaftler sah wie folgt aus:

1. Die Reaktionszeiten des Kindes im Gehirn richten sich nach dem Stoffwechsel der Mutter.
2. Dabei fällt auf, dass das Kind sich an sämtliche Bedingungen anpasst.

3. Ist somit der Zuckerkonsum der Mutter hoch, dann findet eine Anpassung im Gehirn des Kindes und in dessen gesamtem Körper statt.
4. Somit gewöhnt die Mutter das noch ungeborene Kind an den Nährstoff Zucker.

Diese Theorie der Tübinger Wissenschaftler spiegelt sich auch im Schwangerschaftsdiabetes wider. Hierbei handelt es sich um eine Form von Diabetes, bei der die Mutter einen erhöhten Bedarf an Blutzucker aufweist. Es ist wissenschaftlich erwiesen, dass auch die Wahrscheinlichkeit des Kindes steigt, an Diabetes zu erkranken oder aber später übergewichtig zu werden.

Bei Kindern einen Wandel bewirken!

Insbesondere Kinder sind sehr beeinflussbar. Hier zeigt sich ein Vorteil: Sie sind in der Lage, bei Ihren eigenen Kindern und anderen Kindern aus Ihrem Umfeld sehr viel Positives zu bewirken. Doch dafür müssen Sie erkannt haben, welch schlechte Auswirkungen Zucker auf unsere Gesundheit hat. Anschließend müssen Sie die Zügel in die Hand nehmen und bei den Kindern Aufklärung betreiben.

Selbst, wenn das Kind bereits mit Zucker in Berührung gekommen ist, können Sie in jungen Jahren noch sehr gut Verhaltensänderungen erreichen.

Die vorhin erwähnte Reportage zeigt am Beispiel der *Schillerschule* in Kornwestheim, wie Aufklärung und Umgewöhnung im Kindesalter funktionieren kann: Spielerisch und in mehreren Bereichen wird den Kindern vermittelt, was Zucker ist, wo man ihn findet und wieso man den Konsum in Grenzen halten sollte. Des Weiteren findet hier im Speiseplan der Schule eine beeindruckende Umgewöhnung statt. So gibt es regelmäßig Obst- und Gemüsekörbe in den Klassenräumen. Diese werden nach Aussage einer Lehrerin schnell von den Kindern geleert. Dies zeigt: Ein Wandel ist möglich, man muss die Kinder nur an die richtigen Dinge gewöhnen und das Schlechte außen vorlassen. Weitere Aktionen der Schule wie der Anbau von Gemüse in Gruppen schärfen das Bewusstsein der Kinder für eine gesunde Ernährung.

Wir lernen...

Wir sind von Kind auf einer kompletten Gehirnwäsche unterzogen. Wenn Sie in Ihrer Familie mit einer auf geringen Zuckerkonsum ausgerichteten Erziehung starten, dann setzen Sie beste Maßstäbe für den Rest des Lebens bei Ihren Kindern. So entwickelt sich ein nachhaltiges und gesundheitsförderndes Essverhalten.

Der unberechenbare Suchtfaktor

Wir forschen weiter nach den Gründen für die enorme Beliebtheit von Zucker und stoßen dabei auf einen äußerst interessanten Punkt. Beim Zucker kann nämlich auf zahlreichen Ebenen von einer Sucht gesprochen werden. Im Allgemeinen neigt man dazu, beim Thema Sucht sehr vorsichtig zu sein, da es sich dabei meist um Substanzen wie Alkohol, Drogen, Spielsucht etc. handelt.

Sehen wir uns einfach die bis hierhin beleuchtete Faktenlage an, so stellt sich die Frage: Ist Zucker wirklich harmloser? Unter welchen Aspekten sollen wir das beurteilen? Wenn wir uns gemeinsam die internationalen Kriterien für eine Sucht anschauen, dann zeigt sich, dass Zucker durchaus als ein Mittel mit Suchfaktor eingestuft werden kann:

▶ Innerer Zwang zum Konsum inkl. verminderter Kontrollfähigkeit

▶ Entzugssymptome am Körper bei Reduktion oder Ausbleiben des Konsums

▶ Toleranzbildung: Die Dosis muss bei zunehmendem Konsum erhöht werden, um die gewünschte Wirkung zu erzielen

▶ Vernachlässigung anderer Dinge zugunsten des Suchtmittels

▶ Gesundheitsrisiken werden selbst bei vorhandener Aufklärung ignoriert

Es lässt sich sicher darüber streiten, inwiefern diese Dinge allesamt auf Zucker zutreffen oder nicht, das fällt wohl bei jedem Menschen anders aus. Allerdings zeigt sich, dass im Allgemeinen auffällig viele Gemeinsamkeiten mit einer Sucht vorhanden sind.

Funktionen im Gehirn

Zudem legt ein Forschungsergebnis die Einstufung des Zuckers als Droge nahe: Die US-amerikanische Dokumentation Fed up zeigte, dass Zucker im Gehirn die gleichen Bereiche aktiviert wie Kokain. Außerdem ist die Aktivierung von Belohnungszentren im Gehirn nachgewiesen. So kommt es beim Zuckerkonsum durch die Ausschüttung von Hormonen dazu, dass Betroffene immer größere Mengen und diese wiederum immer häufiger konsumieren möchten.

Entzugserscheinungen

Diese fallen zugegebenermaßen verschieden aus. Man kann sich aber einmal in seinem Umfeld umhören. Insbesondere übergewichtige Personen und Menschen, die häufig zu

Süßem greifen, zeigen meistens Reaktionen auf Zuckerreduktion oder das komplette Vermeiden von Zucker. Diese können vielfältig sein:

- ▶ Schlechte Laune

- ▶ Starker Drang nach Süßem bzw. permanente Versuchung

- ▶ Sucht-Verlagerung: Als Ersatz zum Zucker wird beispielsweise häufiger geraucht

- ▶ Abgeschlagenheit

- ▶ Vermindertes Konzentrationsvermögen

Ob Sie dies als Entzugserscheinungen beurteilen mögen, können Sie selbst entscheiden. Auch ob Sie Zucker als Sucht anerkennen, können Sie so beurteilen, wie Sie es für richtig halten. Aber eines ist unbestreitbar: Dieser Nährstoff oder dieses Lebensmittel ist verantwortlich für derart viele gesundheitliche Einschränkungen und Erkrankungen, dass wir alle etwas dagegen unternehmen sollten.

Damit ist nicht gemeint, dass wir den Zucker komplett aus unserem Leben verbannen sollen. Es geht darum, ihn in Maßen zu konsumieren. Dann führen Sie immer noch ein normales Leben, schöpfen aber zugleich aus etlichen Vorteilen. Diese Vorteile einer zuckerreduzierten Ernährung nehmen wir im nächsten Kapitel noch sorgfältig unter die Lupe. Zunächst jedoch widmen wir uns dem letzten Unterkapitel mit Hintergrundinformationen zum Zucker.

Die mächtige Zuckerlobby

Es mag vielleicht seltsam auf Sie wirken, wenn man von der Zuckerlobby spricht. Obwohl Lobbyismus eine politisch und wirtschaftlich häufige Erscheinung ist, spricht man üblicherweise in Zusammenhang mit Themen wie Waffen, Atomenergien und Finanzmärkten von Lobbys. Die Tatsache, dass auch Zucker eine eigene Lobby hat, zeigt, wie vielen wirtschaftlichen und politischen Akteuren der Zucker wichtig ist. Dies ist in Deutschland und ebenso in vielen weiteren Ländern der Fall. Erfahren Sie Näheres zu dem Verhalten von Politik, Industrie und den kleineren Akteuren.

Kaum Initiative in Deutschland

Hier in Deutschland fehlt jegliche Aktivität seitens der Politik, wenn es um Maßnahmen gegen Zucker geht. Alles, was passiert, ist mehr Schein als Sein.

Die deutsche Bundesministerin für Ernährung und Landwirtschaft, Julia Klöckner, handelte mit den Vertretern der Lebensmittelindustrie eine Vereinbarung zur Zuckerreduktion aus. Doch diese glich nach Ansicht von Organisationen und Politikern eher einer Farce. Näheres zu dieser Vereinbarung erfahren Sie im nächsten Unterkapitel.

Immerhin ließ sich von anderer Seite aus Aktivität feststellen: Nach britischem Vorbild bildete sich eine Kampagne mit dem Namen *Aktion weniger Zucker* in Deutschland. Diese Kampagne wird von mehreren Verbänden getragen und hat folgende Ziele:

▶ Verbot von Werbung an Kinder, die zuckerhaltige und hochkalorische Lebensmittel zum Inhalt hat

▶ Transparente und einfache Kennzeichnung der Lebensmittelqualität für alle Personen

▶ Steuerliche Vorteile für Hersteller, um zur Produktion gesünderer Lebensmittel zu animieren

▶ Klare Standards für die Kita- und Schulverpflegung zur Zuckerreduktion

Großbritannien & Co. als Vorbild?

In Großbritannien interessanterweise ist die Sachlage anders: Hier finden wir ein hervorragendes Beispiel vor, wie eine Zuckersteuer zumindest in Teilen funktionieren kann.

Die Zuckersteuer seit dem 6. April 2018 lautet wie folgt:

▶ Es wird eine Steuer auf alle Getränke erhoben, die einen Zuckerzusatz von mehr als 5 Gramm Zucker auf 100 ml vorweisen

▶ Zwischen 5 und 8 Gramm Zucker auf 100 ml müssen Hersteller eine Abgabe von knapp 21 Cent pro Liter machen

▶ Bei über 8 Gramm Zuckergehalt auf 100 ml beträgt die Abgabe der Hersteller 28 Cent pro Liter

Wie ersichtlich wird, betrifft die Zuckersteuer somit nur Softdrinks. Fruchtsäfte, die ebenso einen hohen Zuckergehalt aufweisen, sind außen vor. Wie ist also nun diese Zuckersteuer zu bewerten, bei der Süßigkeiten und andere zuckerhaltige Lebensmittel ungeschoren davonkommen?

Hierzu gibt es verschiedene Meinungen. Während einige die Zuckersteuer in Großbritannien als eine PR-Show bezeichnen, kann man dennoch auf vielen Ebenen einen Nutzen erkennen.

Zum einen zeigten die Hersteller bereits eine Reaktion. Coca-Cola senkte bei seiner Fanta und Sprite den Zuckergehalt jeweils unter die Grenze von 5 Gramm pro 100 ml. Auch andere Hersteller wie Tesco, Nestlé und LIDL zogen teilweise mit. So hat sich direkt eine Senkung des Zuckergehalts in Lebensmitteln ergeben. Zum anderen aber erreicht die Zuckersteuer noch einen anderen wichtigen Punkt: Nämlich fangen die Leute an, auf das Thema Zucker aufmerksam zu werden. Es entsteht eine Debatte, die die Aufklärung begünstigt.

Alles in allem ist die Zuckersteuer in Großbritannien lediglich auf Softdrinks festgesetzt. Somit trägt sie eventuell einen kleinen Teil zur Besserung der Zustände bei, allerdings ist es eben nur ein kleiner Teil. Der Kampf gegen den Zucker geht weiter und in Großbritannien genießt er großes Ansehen und große Unterstützung. Zahlreiche Briten sprechen sich für die Zuckerreduktion aus und auch Starkoch Jamie Oliver ist anerkannter Befürworter der Zuckersteuer. Er gehört einer großen Allianz an, die sich *Action on Sugar* nennt und zudem aus zahlreichen Medizinern und Wissenschaftlern besteht. Gemeinsam steht der Kampf gegen Zucker und auch das Salz an; ein Kampf, der mit harten Bandagen geführt wird. Wo es mit Großbritannien hingehen wird, zeigt sich noch.

Wussten Sie schon?

Auch andere Länder zeigen sich engagiert. So zeigt sich am Beispiel von Dänemark und Norwegen, dass andere Lebensmittel außer Softdrinks ebenfalls erfolgreich mit der Zuckersteuer belegt werden können. Der Erfolg ist stets strittig, aber ein geringer Rückgang des Zuckerkonsums durch entsprechende Steuern ist im Allgemeinen festzustellen.

Fazit

Zumindest bei uns in Deutschland sind Maßnahmen gegen den hohen Zuckerkonsum unwahrscheinlich. Es ist davon auszugehen, dass hier in absehbarer Zukunft keine Initiative ergriffen wird. Daher bleibt nur ein Weg: nämlich selbst aktiv zu werden.

Die Lebensmittelindustrie wird ebenfalls nicht aktiv

Die Bundeslandwirtschaftsministerin Julia Klöckner hatte sich im Jahr 2018 mit Vertretern der Lebensmittelindustrie getroffen. Flammendes Ergebnis:

▶ Kampf gegen Übergewicht intensivieren

▶ Zuckergehalt in verarbeiteten Lebensmitteln reduzieren

▶ Portionsgrößen anpassen

▶ u. v. m.

Das Ernüchternde an der Tatsache: Ob die Unternehmen selbst Maßnahmen ergreifen, ist deren eigene Entscheidung.

Unter diesen Umständen ist es kaum verwunderlich, dass der Ansporn für Unternehmen, Maßnahmen zu ergreifen, die gesund für die Konsumenten sind, gen Null geht. Denn das Problem bei all diesen Maßnahmen ist, dass sie in der Regel allesamt den Absatz und somit den Gewinn der Unternehmen reduzieren. Besonders schockierend: Selbst Nahrungsmittel für Babys und Kinder, die teilweise bis zu 25 % (!) Zucker enthalten, sind von keinen konkreten Regelungen betroffen.

So dachten es sich wohl auch die Verbände zum Verbraucherschutz und die Partei *Die Grünen*. Das Treffen von Klöckner und den Vertretern der Lebensmittelindustrien wurde als eine Farce bezeichnet. Erneut sei es nur um Scheinlösungen gegangen und die Lebensmittelindustrie habe sich ihrer Verantwortung entziehen können.

Lebensmittelhersteller werden selbst aktiv

Aber zum Glück zeigt sich, dass wenigstens einige Lebensmittelhersteller auf eigene Faust Bemühungen im Kampf gegen den Zucker unternehmen. So zum Beispiel der Hersteller *Danone*, den Sie eventuell von Joghurts oder Milchdrinks kennen. *Danone* weist bei den Lebensmitteln auf der Produktverpackung auf den Zuckergehalt hin und beurteilt diesen. Dazu dient der sogenannte Nutri-Score.

Der Nutri-Score wurde auf Drängen der französischen Regierung in Frankreich eingeführt. Es geht dabei um eine fünfstufige Farbskala. Diese beurteilt die Nährstoffqualität anhand von Farben und Buchstaben. Die gesündeste Stufe ist dabei das A, welches sehr dunkles grün aufweist. Mit Übergang zum E, welches die schlechteste Nährstoffqualität darstellt, wird es zunehmend rot auf der Farbskala.

Durch diese Kennzeichnung soll dem Konsumenten ganz klar gezeigt werden, wie ein Produkt zu bewerten ist. Denn neben dem Problem, dass Personen nicht wissen, wie ungesund Zucker ist, gibt es noch ein weiteres: Selbst, wenn sie es wissen, können sie die Qualität des Lebensmittels aufgrund der Zutatenlisten und Nährwerttabellen nicht immer vernünftig beurteilen.

Beim Nutri-Score hat sich herausgestellt, dass zwei positive Effekte eintreten:

▶ Verbraucher in Frankreich können den Nutri-Score leicht verstehen

▶ Insbesondere bei weniger aufgeklärten Personen und Haushalten mit geringem Einkommen wirkte sich der Nutri-Score positiv auf das Kaufverhalten aus

Dies sah *Danone* wohl als Anlass, den Nutri-Score freiwillig hier in Deutschland auf den Produkten aufzunehmen. Ein positiver Ansatz eines kleinen Teils der Lebensmittelindustrie ist hier also auf jeden Fall erkennbar. Doch ist zugleich das große Problem gegeben, dass es an einheitlichen Systemen mangelt. Stellen Sie sich vor, sie würden auf jeder Packung mit einem anderen System zur Beurteilung der Qualität konfrontiert: Würden Sie da noch durchblicken?

Aus diesem Grund ist die Notwendigkeit eines einheitlichen Systems in Deutschland groß. Doch dieses ist nicht vorhanden und wird auch in absehbarer Zeit nicht vorhanden sein. Zur Orientierung können Sie immerhin die Ampel nutzen, die die Verbraucherzentrale auf der eigenen Website zur Verfügung stellt. So haben Sie beim Einkaufen wenigstens einen Anhaltspunkt, dank dessen Sie sich gut orientieren können. Sehr transparent und übersichtlich erklärt hilft Ihnen diese Lebensmittelampel bei der Bewertung der Produkte. Sie können diese Darstellung der Verbraucherzentrale als kleine Karte in Ihrem Portemonnaie bei sich tragen oder aber die Darstellung auf Ihrem Handy abspeichern. So haben Sie sie immer beim Einkaufen dabei.

Fazit

Die Initiative, die von der Lebensmittelindustrie ausgeht, hält sich stark in Grenzen. Somit zeigt sich einmal mehr: Sie sind darauf angewiesen, auf eigene Faust den Kampf gegen den Zucker anzugehen. Wenn Sie jetzt die Entscheidung treffen, die Zuckerentwöhnung selbst anzugehen, dann tun Sie sich einen großen Gefallen.

Sie können sich nur auf sich selbst verlassen!

Dass Sie dieses Buch lesen, ist höchstwahrscheinlich dem eigenen Antrieb zur Veränderung zu verdanken. Dieser ist auch bitter notwendig, denn wie Sie sehen konnten, ist die Zuckerlobby zu stark, als dass es zu Anreizen seitens der Politik und Industrie kommen könnte. Von daher sind Sie auf dem besten Weg, wenn Sie aus eigenem Antrieb den Zuckerverzicht und das Abnehmen mit Stevia fokussieren. Ein sehr großer Vorteil, wenn Sie die Zuckerentwöhnung aus eigenem Antrieb machen, ist zudem, dass Sie auf diesem Wege sich selbst die größte Stärke beweisen und am meisten fürs Leben mitnehmen.

Selbstständigkeit & Selbstbewusstsein

Dadurch, dass Sie den Weg allein gehen, beweisen Sie sich, dass Sie vollkommen fähig sind, im Leben selbstständig zu agieren. Das stärkt Ihr Selbstbewusstsein beträchtlich. So merken Sie, dass Sie ein erfolgreicher und fähiger Mensch sind.

Nachhaltigkeit

Die Eigeninitiative ist sehr nachhaltig. Da Sie die Dinge aus eigener Überzeugung tun, werden Sie höchstwahrscheinlich nicht rückfällig. Denn kaum etwas ist so stark, wie wenn Sie es aus eigener Überzeugung machen!

Überraschungsfaktor & Anerkennung

Wenn Sie allein handeln, können Sie die Leute in Ihrem Umfeld überraschen. Ihr Umfeld hört längere Zeit nichts von Ihnen und plötzlich kommen Sie als komplett neuer Mensch um die Ecke. Das klingt doch nach einer beeindruckenden Sache, oder? Zudem zollen Ihnen die Menschen noch mehr Anerkennung, wenn sie erfahren, dass Sie ein schwieriges Unterfangen wie die Zuckerentwöhnung selbstständig durchgezogen und Ihr Gewicht erfolgreich reduziert haben.

Zusammenfassung: Den Zuckerkonsum reduzieren

Dieses Kapitel über Zucker hat uns einer Reihe an Informationen nähergebracht. Es ist medizinisch erwiesen, dass Zucker den Blutzuckerspiegel schnell ansteigen lässt. Komplett lässt sich der Zuckerkonsum nicht vermeiden, da Zucker zumindest in geringen Anteilen auch Bestandteil von gesunden Lebensmitteln ist. Was uns nicht beunruhigen muss, da ein geringer Konsum nicht schädlich ist. Anders sieht die Sache hingegen bei regelmäßigem und häufigem Zuckerkonsum aus. Hier erhöht sich die Wahrscheinlichkeit, dass verschiedene Krankheiten entstehen können. Aus diesem Grund empfiehlt es sich, den Zuckerkonsum zu mäßigen. Dies ist jedoch keineswegs einfach, auch weil Zucker doch eine starke Lobby besitzt. Diese nimmt uns Menschen aber nicht unseren freien Willen. Die Entscheidung, ob wir Zucker zu uns nehmen, liegt letztendlich bei uns. Wir entscheiden anhand unseres Wissens und unserer Disziplin, ob wir uns gesundheitlichen Gefahren aussetzen oder aber dem Zucker Einhalt gebieten und damit die Aussichten für unsere Gesundheit und unsere Lebenserwartung verbessern. Allerdings kommt es bei unserer eigenen Entscheidungsfindung häufig zu Schwierigkeiten. Denn wir sind einerseits seit unserer Kindheit an den Zucker gewöhnt, andererseits hat der Zucker ein hohes Suchtpotenzial. Zudem blenden uns die positiven Werbebotschaften für zuckerhaltige Lebensmittel und es gibt eine Menge an Produkten, die versteckten Zucker beinhalten. So kommt es dazu, dass der Antrieb von jedem Menschen selbst kommen muss, sich zu informieren, Zuckerfallen aufzuschnappen und den Zuckerkonsum zu reduzieren oder Zucker gar weitestgehend komplett aus der Ernährung auszuschließen.

Eine Ernährung ohne Zucker – was das bedeutet und wie es funktioniert

Da wir gemeinsam im letzten Kapitel den enormen Mehrwert dessen erfahren haben, was es bedeutet, sich zuckerfrei zu ernähren, setzen wir an diesem Punkt an. Einmal angenommen, man würde den Zuckerkonsum in Richtung Nulllevel reduzieren.

Was für Vorteile und Nachteile hätte dies? Wie würde das funktionieren bzw. könnte es überhaupt funktionieren? Worauf wäre zu achten? Und wäre es gesund? In diesem Kapitel erhalten Sie alle theoretischen Informationen, die es rund um eine zuckerreduzierte Ernährung zu wissen gilt.

Wie funktioniert eine zuckerfreie Ernährung?

Die treffendere Frage, nämlich OB es funktioniert, kann klar verneint werden. Eine zuckerfreie Ernährung ist unmöglich, sofern Sie sich nicht ausschließlich von Wasser, Tee, Fleisch, Supplementen und einigen wenigen Gemüsesorten ernähren möchten. Jede Person, die Ihnen erzählt, sie würde keinen Zucker essen, ist entweder schlecht informiert oder möchte Ihnen Unsinn vermitteln.

Dennoch hat sich der Begriff einer zuckerfreien Ernährung in vielen gesellschaftlichen Kreisen etabliert. Wieso und was verbirgt sich dahinter?

Die meisten Personen und Personengruppen meinen mit einer zuckerfreien Ernährung lediglich den Verzicht auf Lebensmittel, die hauptsächlich aus Zucker bestehen und besonders ungesund sind. Dazu zählen beispielsweise Haushaltszucker, zuckerhaltige Getränke, Süßigkeiten und Desserts sowie weitere Lebensmittel, deren Hauptbestandteil Zucker ist. Solch eine Ernährung ist definitiv möglich! Es handelt sich somit, wann immer von einer zuckerfreien Ernährung die Rede ist, von einer Zuckerreduktion. Dies zu verstehen, ist ein elementarer Bestandteil Ihrer Diät. Denn die Tatsache, dass Sie lediglich eine Zuckerreduktion machen, verschafft Ihnen viele Freiräume.

Es ist kein Abschied, sondern eine Reduktion.

Sie dürfen beruhigt sein: Der Weg, den Sie mit der zuckerreduzierten Stevia-Diät gehen, ist kein gänzlicher Abschied von Zucker und Süßwaren. Also ist die bevorstehende

Zuckerentwöhnung weder ein kalter Entzug noch sonst irgendein radikaler Einschnitt. Es ist lediglich eine humane Maßnahme, im Rahmen derer Sie sich auch etwas gönnen dürfen. Letzten Endes geht es um die folgenden Aspekte, die Sie im Zuge des Abnehmens mit Stevia im Idealfall lernen werden:

▶ Mit dem Zucker in gesundem Maße leben

▶ Sich selbst besiegen und nicht davonlaufen

Sie lernen, mit Zucker in vernünftigem Ausmaß zu leben

Es gibt einige Ratgeber, die einen kompletten Schnitt empfehlen. Dort heißt es, dass Zucker gar nichts im Leben zu suchen hat. Den Zucker komplett aus dem Leben zu verbannen, ist jedoch nicht nur unmöglich, sondern wohl auch wenig sinnvoll. Dabei geht es keineswegs um den „Genuss", den der Zucker uns liefert. Es gibt stattdessen zwei andere Faktoren, die für einen – natürlich gelegentlichen und moderaten – Konsum von Zucker gemäß der Diät sprechen:

▶ Zucker hat eine wichtige Funktion als Bindemittel beim Backen: Ohne Zucker ist es schwerer, die Masse zäh zu bekommen. Natürlich werden Sie im Rahmen der Stevia-Rezepte gegen Ende des Buches merken, dass auch mit Stevia als Ersatz für Zucker das Backen sehr viel Spaß macht. Doch falls Sie einmal Gebäck wollen, das durch und durch perfekt aussieht, dann ist der Zucker – sofern Sie es bei einem seltenen Konsum belassen – Ihr Freund.

▶ Zucker hat eine wichtige Stellung bei gesellschaftlichen Unternehmungen: Manchmal gehört beim Treffen mit anderen Personen die eine oder andere Nascherei einfach dazu. Auch muss es nicht sein, wenn wir beim angesagtesten Eis Lokal der Stadt sind und wir den Freunden beim Essen zusehen, dass wir an unserer Gurke knabbern. Das wäre übertrieben und wir würden uns zudem ausgrenzen.

Sie werden über sich selbst siegen, anstatt davonzulaufen

Es gibt verschiedene Wege, mit Süchten oder Versuchungen umzugehen. Ein großer Fehler ist es, wegzulaufen. Damit ist gemeint, dass Sie jede Art von Konfrontation mit dem Zucker meiden: Wenn Sie dem Zucker aber gar nicht erst über den Weg laufen, wie wollen Sie sich dann sicher sein, dass Sie ihn besiegt haben?

Weglaufen ist keine Option: Deswegen lernen Sie zunächst mithilfe der Ratschläge, Erkenntnisse, Pläne und Rezepte dieses Buches, den Zucker zu ersetzen und gesündere Alternativen zu erschließen. Anschließend werden Sie weniger Bedürfnisse nach Zucker haben, weil Sie sich dessen Konsum schlicht und einfach abgewöhnen.

Die Lösung liegt in der Konfrontation: Nur, wenn Sie im Anschluss an diese Diät sich hier und da mit dem Zucker konfrontieren, werden Sie auf der sicheren Seite sein. Einmal alle zwei Wochen beim Ausflug mit Freunden einen Caipirinha und ein paar Nachos mit der zuckerreichen Salsa-Sauce essen – Was soll's? Es gibt nur ein Leben und da muss auch so etwas möglich sein. Solange es Ausnahmen bleiben, wird Ihnen nichts passieren. Solche Ausnahmen sind übrigens auch während der Diät ein Mal pro Monat möglich, solange Sie es nicht übertreiben. Alles in allem geht es darum, dass Stevia Ihnen hilft, mit möglichst wenig Zucker und Fertigessen an Gewicht zu verlieren. Haben Sie Ihr Ziel dann erreicht, werden Sie mit Stevia und sehr seltenem Zuckerkonsum ein gesellschaftlich normales Leben ohne Entbehrungen führen.

Wir lernen...

So weit, so gut: Es geht also in keinem Fall darum, dass Sie im Zuge Ihrer Stevia-Diät dem Zucker „Lebewohl" sagen. Vielmehr ist es das Ziel, sich mit Stevia den Zucker abzugewöhnen, die Ernährung gesünder zu gestalten und diese Linie dauerhaft beizubehalten. Dabei ist Zucker niemals ein Tabu. Es ist ein Genussmittel, dessen Konsum in Form von Süßigkeiten, Desserts und anderen ungesunden zuckerhaltigen Lebensmitteln in einem geringen Rahmen erlaubt ist.

Auf die „richtigen" Lebensmittel setzen

Nun, da Sie wissen, dass es um eine Zuckerreduktion geht, gestaltet sich auch die Umsetzung der Vorgaben wesentlich einfacher. So dürften Sie erkannt haben, dass Lebensmittel mit Zuckergehalt nicht zu vermeiden sind. Bereits Milch und Milchprodukte – wichtige Quellen für diverse Mineralstoffe und hochwertige Eiweißlieferanten – haben Zucker als Bestandteil. Im Rahmen einer zuckerreduzierten Ernährung geht es lediglich darum, diejenigen Lebensmittel zu meiden, die einen hohen Zuckergehalt aufweisen. Dies sind die folgenden:

▶ Fertige Saucen, Dressings & Ketchup

▶ Eine Reihe an bunten Getränken wie Eistees, Limonaden, Fruchtsäfte und weitere

▶ Süßwaren

▶ Desserts

▶ Fertigessen

▶ Süßes Gebäck

▶ Schokolade

Ergänzt wird diese Liste um das Obst, welches aufgrund des hohen Gehalts an Fruktose nur in Maßen konsumiert werden sollte. Bis zu zwei Portionen Obst am Tag gelten als unbedenklich.

Alle anderen Lebensmittel wiederum gelten bis auf wenige Ausnahmen als für die Gesundheit gut und sogar wichtig. Dies bedeutet, dass Sie, sofern Sie sich zuckerarm ernähren, automatisch die gesunden Speisen und Gerichte auf dem täglichen Speiseplan haben. Diese essen Sie. Wenn Sie sich hin und wieder – am besten erst nach der Diät –einmal eine Ausnahme mit etwas Zucker gönnen, dann wird dies Ihre gesunde Bilanz nicht zunichtemachen. Nähere Informationen dazu erhalten Sie noch in den folgenden Kapiteln – allem voran dem vorletzten *„Start in die Diät ohne Zucker"*.

Welche Vor- und Nachteile tauchen bei einer Zuckerreduktion auf?

Als letzten Teil dieses Kapitels nehmen wir uns die Vor- und Nachteile Ihrer Zuckerreduktion vor. Natürlich – schließlich haben Sie dieses Buch vor Augen – thront über allem die Gewichtsreduktion als großartiger Effekt und Vorteil. Doch daneben gibt es noch eine Reihe weiterer für die Gesundheit förderlicher Vorzüge. Allerdings hat die Zuckerreduktion hier und da Nachteile, die sich aus der starken Gewohnheit des Zuckerkonsums ergeben. Wir werden uns in diesem Unterkapitel vermehrt mit den Nachteilen beschäftigen. Dies tun wir nicht, weil die Nachteile so wahrscheinlich, schwerwiegend oder toll sind. Wir tun dies, damit Sie sich optimal auf diese Nachteile einstellen können, sobald Sie mit der Diät starten und damit Sie vielfältige Gegenmaßnahmen parat haben. Aus diesem Grund erwartet Sie nach einer kurzen Betrachtung der Vorteile allerlei Input bezüglich der Nachteile, und wie sich diese mindern lassen.

Die Vorteile: Ein rundum verbesserter Gesamtzustand

Sie haben bereits im ersten Kapitel einen sehr umfangreichen Einblick in die gesundheitlichen Schäden erhalten, die der Zucker verursacht. Bereits die Tatsache, dass Ihnen diese Schäden erspart bleiben, beinhaltet etliche Vorteile und ist Grund genug, den Zuckerkonsum zu reduzieren. Doch formulieren wir im Folgenden die herausragenden Vorteile noch klarer.

Sie empfinden ein stark verbessertes Gefühl für Körper und Geist

Das Risiko etlicher Erkrankungen senken Sie durch die Vermeidung von Zucker, was bedeutet, dass Sie sich von Grund auf besser fühlen:

- ▶ Keine Herzschmerzen

- ▶ Gliedmaßen tun nicht weh

- ▶ Ihr Herz-/Kreislaufsystem funktioniert optimal

- ▶ Risiko für Diabetes ist quasi komplett weg

- ▶ Sie reduzieren Ihr Gewicht

- ▶ Ihr Immunsystem ist stärker

Neben diesen körperlichen Aspekten stellen sich gleichzeitig diverse mentale Vorteile ein:

- ▶ Sie fühlen sich wacher

- ▶ Ihre geistige Fitness steigert sich beträchtlich

- ▶ Das Risiko für Depressionen nimmt ab

- ▶ Sie verspüren mehr Antrieb

Die Heißhungerattacken verschwinden

Wer kennt dies nicht: Plötzlich überkommt einen der Heißhunger auf Süßes. Besonders schlimm kann es am Abend werden, wenn wir vor dem Fernseher sitzen und einen Riegel nach dem anderen vernaschen.

Der Vorteil bei einer zuckerarmen Ernährung: Sie halten Ihren Blutzuckerspiegel konstant. Dies sorgt dafür, dass Schwankungen der Vergangenheit angehören und Sie ein gemäßigtes Hungergefühl entwickeln. Eine Rückkehr zu Normalität und geregelten Abläufen sind die Folge.

Sie sehen noch besser aus

Der Grund für die verbesserte Optik ist zum einen, dass ohne Zucker der Haut mehr Mineralstoffe und Vitamine zur Verfügung stehen. Zum anderen sorgt Zucker durch die Haftung an Collagenfasern für eine geringere Flexibilität der Haut. Dies fördert die Entstehung von Falten. Lassen Sie den Zucker weg, dann wird Ihre Haut demzufolge länger straff und geschmeidig bleiben, sofern andere Umwelt- und Körperfaktoren dem nicht in die Quere kommen.

Sie reduzieren Ihr Gewicht

Auf der Hand liegt die bereits erwähnte Gewichtsreduktion. Sie erleiden keine Heißhungerattacken, sondern ernähren sich gemäßigt und gesund nach Plan. Des Weiteren entfallen aus der Ernährung die leeren Kalorien. Sie nehmen Lebensmittel mit einer höheren Nährstoffdichte zu sich. Dies sorgt dafür, dass Ihr Körper viel mehr verwerten kann und weniger in den Fettpolstern einlagert.

Ihre Zähne sind gesünder

Haben Sie schon einmal erlebt, was Zahnoperationen kosten? Hier kommen die wenigsten Versicherungen für die Kosten auf und erst recht wird es kompliziert beim Zahnersatz oder gar einem komplett neuen Gebiss. Es sind etliche Tausend Euro, die Sie ein gesundes Gebiss kosten kann. An dieser Stelle soll ganz klar gesagt sein: Eine Zuckerreduktion fördert die Gesundheit Ihrer Zähne.

Sicher haben Sie bereits davon gehört, was Zucker auf unseren Zähnen und den Zwischenräumen verursacht: Bakterien bauen den Zucker zu Milchsäure ab. Diese wiederum greift den Zahnschmelz an.

Ohne Zucker gehört dies der Vergangenheit an. So bleiben Ihnen mit zunehmendem Alter immer höhere Kosten für operative Eingriffe an Ihrem Gebiss erspart. Weniger Zucker wirkt sich somit auch positiv auf Ihren Geldbeutel aus.

Wussten Sie schon?

In puncto Zahngesundheit nimmt auch das Hauptthema dieses Ratgebers eine wichtige Rolle ein: das Stevia. Sie werden es wahrscheinlich kaum glauben, aber wenn Sie auf Stevia als Süßungsmittel setzen, verringern Sie nicht nur die Wahrscheinlichkeit der durch Zucker geförderten Zahnfäule, sondern tun sogar allgemein etwas für die Gesundheit Ihrer Zähne! Wieso Stevia und andere Zuckeraustauschstoffe zur Zahngesundheit Positives beitragen, erfahren Sie noch genaustens in den Folgekapiteln.

Die Nachteile: „Aller Anfang ist schwer" oder „Die liebevolle Oma, der man nicht Nein! sagen kann"

So seltsam diese Zwischenüberschrift auch klingen mag, so treffend beschreibt Sie die Hürden einer stark zuckerreduzierten Ernährung. Diese könnte man in zwei Bereiche zusammenfassen:

1. Die Phase der Umgewöhnung zu Beginn, wenn die Versuchungen und Nebenwirkungen des „Zuckerentzugs" noch groß sind.
2. Den Umgang mit Situationen, in denen Sie bei Personen – häufig liebevolle Familienmitglieder wie die Oma oder Freunde – zu Gast sind und aus Höflichkeit die zuckerhaltige Speise kaum ablehnen können.

Wie widerstehen Sie den Versuchungen?

Versuchungen tauchen an zahlreichen Stellen auf:

▶ Supermarkt: Süßigkeiten in den Regalen

▶ Werbung: im Fernsehen und außerhalb der eigenen vier Wände

▶ Mitbewohner/Familie: Andere essen vor Ihren Augen Süßes

▶ Gesellschaft: Bekehrungsversuche durch andere, wie z. B. Freunde und Arbeitskollegen

Versuchungen können absichtlich oder versehentlich sein. Sicher wird es Ihnen ein Leichtes sein, zu verstehen, wieso die Versuchungen im Supermarkt und in der Werbung absichtlich sind: Die Lebensmittel sollen Ihnen schmackhaft gemacht werden und sind deswegen ausschließlich im positiven Licht dargestellt. Natürlich möchten die Händler sowie die Lebensmittelindustrie Profit machen!

Versuchungen in der Familie oder aber Gesellschaft können unabsichtlich sein. Wenn beispielsweise jemand gerade seinen Pausensnack verzehrt, dann können Sie diesem Menschen wohl kaum vorhalten, Sie zu provozieren, damit Sie dem Verlangen nach Zucker nachgeben. Sollte die Person jedoch mit dem Schokoriegel absichtlich vor Ihren Augen herumwedeln und diesen dann laut schmatzend sowie genussvoll mit Blick in Ihre Augen verzehren, ist wiederum von einer absichtlichen Versuchung durch eine andere Person zu reden. Vielleicht möchte die Person einfach nur Spaß machen oder aber sie ist Ihnen gegenüber feindselig gestimmt und will Sie bei Ihrer Zuckerentwöhnung scheitern sehen.

Doch all der Spekulation und den möglichen Quellen der Versuchung zum Trotz ist das einzig Wichtige:

Wie widerstehen Sie den Versuchungen?

Die Lösung: Ändern Sie Ihre Denkweise!

Wenn uns etwas wie eine Versuchung erscheint, dann hat das etwas mit unserer eigenen Einstellung zu der Sache zu tun. Wie Sie bereits in den ersten Kapiteln dieses Buches lesen konnten, ist das Problem, dass wir Menschen programmiert sind, Zucker als Genuss zu empfinden. Nur deswegen verspüren Sie die Versuchung.

Versuchen Sie viel eher, den Zucker als das zu sehen, was er wirklich ist: Ein gefährliches Suchtmittel, das bei konstanter und längerfristiger Einnahme sogar fähig ist, die Leben von Menschen zu zerstören. Sie glauben nicht daran? Dann lesen Sie insbesondere das erste Kapitel noch einmal. Falls Ihnen das erste Kapitel nicht hilft, dann gibt es für Sie noch eine weitere Methode, die Ihnen helfen kann, Ihre „Versuchung" zu überwinden.

Wechseln Sie auf die logische Ebene

Ein sehr nützlicher Ansatz ist das sogenannte NLP. Das NLP ist ein Modell, welches sich mit unserer Wahrnehmung und unserem Verhalten befasst. Dabei stellten Forscher fest und formulierten dies im Rahmen des Modells, dass wir die Wirklichkeit verzerrt wahrnehmen. So neigen wir zu Verallgemeinerungen, Vereinfachungen und Verfälschungen, wo eigentlich bei genauerer Betrachtung schnell eine Lösung des Problems gegeben wäre. Damit Sie diesen Ansatz anwenden können, erhalten Sie ein praktisches Beispiel:

Sie sehen einen Werbespot im Fernsehen. Das beworbene Produkt verleiht Ihnen das Gefühl, dass Sie dort etwas Großartiges erwartet. Am Ende der Werbung kommt der Appell, Sie müssten bei dem jeweiligen Lebensmittel zuschlagen. Machen Sie sich das Leben einfach oder hinterfragen Sie das alles?

Es sei das Hinterfragen nahegelegt: „Wieso muss ich das kaufen?" und: „Ist da überhaupt etwas Wahres an der Werbung dran?"

Was glauben Sie, wie viele Leute Red Bull kaufen, weil der Slogan „Red Bull verleiht Flügel" solch ein Kult ist? Die Werbung verzerrt unsere Wahrnehmung. Deswegen stellen Sie sich genau die Frage, was von den Versprechungen Ihnen das Produkt wirklich sicher bieten kann. Stellen Sie zudem fest, dass Sie gar nichts kaufen müssen, weil Sie einen freien Willen haben.

Welche Maßnahmen können Sie bei schlechter Laune ergreifen?

Die schlechte Laune bei einer Zuckerentwöhnung lässt sich gut erklären. Dafür verantwortlich ist schlicht und einfach, dass mehrere hormonelle Reaktionen zunächst ausbleiben. Unsere Anti-Stress- sowie die Glückshormone werden stark vermindert freigesetzt. Dies schlägt natürlich auf die Psyche und macht sich dementsprechend negativ bemerkbar. Welche Gegenmaßnahmen können Sie ergreifen?

Zur Antwort auf diese Frage genügt es, wenn wir nachschauen, was bei uns überhaupt gute Laune verursacht. Denn relativ naheliegend ist: Wenn wir uns den Dingen verstärkt widmen, die gute Laune hervorrufen, dann schwindet als Konsequenz die schlechte Laune.

Neben dem Sport als Gute-Laune-Aktivität mit der Ausschüttung von Glückshormonen ist es auch die richtige Gesellschaft, die Ihre Laune aufhellen wird. Ebenso wichtig ist es, Hobbys nachzugehen. Auch frische Luft und Sonnenschein wirken sich gut auf unsere Laune aus. Sollten diese Dinge nur bedingt eine Hilfe sein, gibt es noch folgende Tipps:

- ▶ Musik: „Gute-Laune-Musik" mit Tempo verhilft zu einem verbesserten Stimmungsbild.

- ▶ Anspruchsvolle Tätigkeiten: Gehen Sie einer Tätigkeit nach, die Ihre volle Aufmerksamkeit erfordert. Dann denken Sie nicht an Negatives.

- ▶ Tapetenwechsel: Neues auszuprobieren, bereitet viel Freude und bereichert. Gehen Sie dem nach und machen Sie einzigartige Erfahrungen.

Zusammen mit den anderen in diesem Buch beschriebenen Methoden sind Sie reichlich gerüstet um die schlechte Laune zu beseitigen und andere Probleme der Zuckerentwöhnung zu managen.

Und was tun, wenn nichts hilft?

Sollte wider Erwarten die Zuckerentwöhnung nicht wie erhofft klappen, dann gibt es noch eine Option, um die Zuckerentwöhnung entscheidend voranzubringen. Diese Methode sind Gruppenaktionen. Sehen Sie sich Fernsehsendungen wie *The biggest Loser* an, dann dürfte schnell klar werden, was für ein großer Motivationsfaktor es ist, mit anderen zusammen am gleichen Ziel zu arbeiten.

Gruppenaktionen:

Gruppenaktionen sind als sehr positiv zu bewerten. Es ist immer von Vorteil, zusammen mit anderen an einem Ziel zu arbeiten. So können Sie sich mit den anderen zusammen gegenseitig pushen. Bezeichnend dafür gibt es regelmäßig Sendungen wie *The biggest Loser* im Fernsehen. Hier ist ein enormer Gruppeneffekt da: Zwei Teams konkurrieren gegeneinander, bis am Ende ein einziger Sieger feststeht. Es handelt sich um die übergewichtige Person, die am meisten Kilos verliert.

Auch außerhalb des Fernsehens gibt es diese Gruppenaktionen, die sogar manchmal in Verbänden organisiert ablaufen.

Bezugnehmend auf die bereits im ersten Kapitel erwähnten Reportage des SWR *Droge Zucker? Der Kampf gegen die süße Gefahr*, soll hier das Beispiel einer Fußballliga aus Großbritannien angeführt werden. In diesem Projekt, das „MAN V FAT" (auf Deutsch: Männer gegen Fett) heißt, spielen Übergewichtige in einer Fußballliga um den Titel. Doch diese Liga bewertet neben dem Ausgang der Fußballspiele auch den Gewichtsverlust der Teams. Das bedeutet, dass neben dem Ergebnis im Spiel auch auf den Punktestand Einfluss hat, welches Team mehr Kilos purzeln lässt. So wird am Ende der Meister gekürt. Als wichtigstes Mittel zum Abnehmen dient dabei der Verzicht auf den Zuckerkonsum.

Der Hintergrundgedanke ist beeindruckend: In einer organisierten Liga können die Männer mit Teamwork abnehmen und sich gegenseitig motivieren. Bei Zweifeln oder Problemen helfen sie einander. Durch den Wettbewerbscharakter entsteht ein zusätzlicher Ansporn.

Wir lernen...

Gruppenaktionen sind sehr hilfreich. Wenn Sie die Möglichkeit dazu haben, die Zuckerentwöhnung und Diät mithilfe von Stevia zusammen mit anderen Personen gemeinsam durchzuführen, dann machen Sie es. Einziger Nachteil bei Gruppenaktionen ist meistens die Problematik, für alle Mitglieder passende Termine zu finden. Des Weiteren fallen einige Gruppen schnell auseinander. Suchen Sie sich also konsequente Personen, die von der Zeitplanung her möglichst flexibel sind, wenn die Gruppenaktionen funktionieren sollen.

Was tun, wenn Sie irgendwo zu Gast sind?

Eine potenziell problematische Situation ergibt sich, wenn Sie in der Rolle des Gastes sind. Insbesondere, wenn Sie oft zu Besuch sind, kennen Sie das Dilemma, etwas angeboten zu bekommen und dies nicht oder nur schwer ablehnen zu können. Doch ganz so schwer muss das nicht sein. Sie lernen nun bestimmte Situationen kennen und wie Sie in diesen vorgehen können. Dabei spielt natürlich stets eine Rolle, wer der Gastgeber ist und wie er tickt.

Verständnisvolle Personen

Ein willkommenes Szenario für Sie, wenn Sie Gast sind. Ob bei einer Zuckerreduktion, als Veganer oder bei einer anderen Ernährungsform: Wenn Sie einen verständnisvollen Gastgeber haben, dann können Sie höflich die Speise ablehnen. Dabei ist es sogar möglich, offen über Ihren Zuckerentzug zu reden und die jeweilige Person für die eigene Ernährungsweise zu begeistern. Legen Sie aber besonderen Wert darauf, dem Gastgeber klar zu machen, dass die Ablehnung der Speise nichts mit ihm oder seinem Angebot zu tun hat.

Die liebevolle Oma, die ein „Nein" nicht versteht

Ob es nun wirklich die Oma ist oder jemand anderes, sei dahingestellt. Das Beispiel der Oma wird herangezogen, da sich viele Personen damit gut identifizieren können. Regelmäßige Besuche bei solchen Personen wie einer Oma, die einen liebevoll, reichhaltig und mit allem möglichen bewirtet, sind eine Gefahr, wenn diese Personen kein „Nein" verstehen. Vielleicht haben Sie selbst jene Situationen erlebt, in denen Sie bei den Großeltern nach jedem „Nein" fünf bis zehn Minuten später etwas anderes aufgetischt bekamen. Das ist jedoch mit dem notwendigen Verantwortungsbewusstsein im Hinblick auf die eigene Gesundheit eine äußerst problematische Situation. Tatsache bei Leuten, die kein „Nein" verstehen, ist, dass klare Worte notwendig sind. Diese können sich in einem (vorübergehenden) Abbruch des Kontakts widerspiegeln oder aber in einer geringeren Häufigkeit der Besuche. Alternativ können Sie der Person auch eine deutliche Ansage machen, wenn es auf eine nette Art nicht funktioniert. Denn ein „Nein" ist ein „Nein" und sollte respektiert werden.

Wussten Sie schon?

Das Pflegen und Bewirten anderer kann den Serotoninspiegel anheben und Glücksgefühle verursachen. Insbesondere Menschen, die einen niedrigen Serotoninspiegel und analog geringe Selbstwertgefühle haben, sind im Bewirten anderer Personen einsame Spitze!

Auf jeden Fall sollten Sie sich Ihren Weg bei der Zuckerentwöhnung nicht von anderen Leuten kaputt machen lassen. Nach der Zuckerentwöhnung dürfen Sie gern Ausnahmen machen, aber während dieser sollten Sie sehr vorsichtig sein, da eine Ausnahme zur nächsten führen kann.

Achtung: Kontrollverlust vorprogrammiert!

Dies sind Leute, die sich sofort und schnell anmerken lassen, wie hart sie die Ablehnung einer Speise trifft. Sie werten das als Affront. Es kann allem voran in anderen Kulturen skurrile Züge annehmen, wie empfindlich einige Menschen auf Ablehnung reagieren. In diesem Fall müssen Sie vorsichtig sein. Denn wenn Sie hier das „Nein" zu deutlich formulieren, hat es das Potenzial, ganze Beziehungen kaputtzumachen. Fremde Kulturen, aber auch Einheimische, können gar die komplette Meinung über Sie ändern, wenn das „Nein" falsch rüberkommt. Im Zweifelsfall müssen Sie in solch einer Situation nachgeben. Auch bei Personen, die nicht aufbrausend reagieren, sich aber extra für Sie viel Mühe bei einem Gericht gegeben haben, ist ein Nachgeben empfehlenswert. Vielleicht hat die Ehefrau Ihrem Ehemann zum Geburtstag eine ansehnliche Torte gemacht: Muss der Ehemann unbedingt an diesem Tag auf diese eine Zuckerbombe verzichten? Nicht unbedingt.

Also überlegen Sie sich, wo es einen Sinn ergibt, und geben Sie notfalls nach. Dadurch erhält der Gastgeber Befriedigung und Wertschätzung für seine Mühen. Aber bedenken

Sie – wie bei dem letzten Tipp – dass es notwendig ist, bei solchen Härtefällen die Besuche seltener zu machen. Sonst läuft die Zuckerentwöhnung bei all den Ausnahmen Gefahr, zu scheitern.

Der Kritiker

Diese Person akzeptiert vielleicht Ihr „Nein", stellt aber zugleich Ihre Gangart in Frage. Beispielsweise kann diese Person Skepsis an Ihrem Durchhaltevermögen äußern oder aber das Konzept als solches nicht verstehen: „Jeder Mensch braucht Zucker, um glücklich zu sein. Was ist das Leben ohne Süßigkeiten, Saucen und Getränke? Man muss sich einfach nur mit seinem Körper wohlfühlen, egal ob dick oder dünn oder sonst was! Was soll so ein Zuckerentzug bringen?"

So oder so ähnlich äußert oder echauffiert sich der Kritiker. Er stößt damit eine Diskussion an. Dabei muss es nicht einmal böse gemeint sein. Vielleicht möchte er Sie verstehen, aber ist dazu gerade nicht in der Lage. Es ist zu empfehlen, zu Beginn die Diskussion aufzunehmen. Eventuell können Sie beide etwas voneinander lernen. Verläuft die Diskussion hingegen nicht sachlich und objektiv, dann ist ein vorsichtiger Ausstieg aus der Diskussion und die Aufnahme eines alternativen Themas besser. An sich ist an Diskussionen nichts Verkehrtes, aber sobald sie ohne nachvollziehbare Argumente vorgetragen werden, sind sie schlicht und einfach sinnlos und bieten Konfliktpotential.

Zusammenfassung: Richtige Entscheidungen treffen, aber dennoch das Leben genießen

Wie bereits erwähnt, besteht der Sinn einer Zuckerreduktion nicht darin, auf jedweden Zucker zu verzichten. Dies wäre ebenso unmöglich wie anstrengend. Gesellschaftliche Ausgrenzungen und ausbleibende Geschmacksvielfalt wären die Folgen. Es geht bei einem Verzicht auf Zucker um die Reduktion jener Lebensmittel, die einen hohen Zuckergehalt aufweisen und allgemein als ungesund bezeichnet werden. Dabei wird Ihnen Stevia – eines der Süßungsmittel, die Ihnen im nachfolgenden Kapitel vorgestellt werden – helfen. Sie werden merken, dass durch den Zuckerersatzstoff ein Leben mit reduziertem Zuckerkonsum ohne schwerwiegende Entbehrungen funktioniert. Besonders vorteilhaft ist, dass sogar Ausnahmen erlaubt sind. Bereits während der Diät dürfen Sie sich ein- bis zweimal im Monat etwas gönnen, solange Sie dabei nicht übertreiben. Sie werden im Laufe des Abnehmens mit Stevia – insbesondere nach erfolgter Diät – merken, dass Ihr Drang nach Zucker geringer ausfällt. Dies wird Ihnen die Zuckerreduktion weiter erleichtern. Letzten Endes werden Sie dennoch mit Personen zu tun haben, die Ihre Ernährungsweise nicht verstehen werden. Hier müssen Sie darauf achten, sich durch Kritiker nicht aus dem Konzept bringen zu lassen und sich durch liebevolle Personen nicht zu stark mit Zucker bewirten zu lassen. Im Falle fremder Kulturen ist zudem bei der Ablehnung von Speisen darauf zu achten, nicht den falschen Ton zu treffen.

Am Ende sind es die richtigen Entscheidungen zum richtigen Zeitpunkt, die den Erfolg einer Zuckerreduktion ausmachen. Und auch, wenn Sie Süßes einfach zu sehr lieben, sodass ein Verzicht nicht zur Debatte steht, ist das kein Problem. Es gibt diverse andere Süßungsmittel.

Zucker, Süßungsmittel, Zuckerersatzstoffe & Süßstoffe: Die verschiedenen Süßungsmittel im Überblick

Neben dem uns mittlerweile ausführlich bekannten Zucker und seinen verschiedenen Sorten existieren andere Süßungsmittel. Diese Süßungsmittel, Zuckerersatzstoffe und Süßstoffe bringen jeweils ihre eigenen Charakteristika mit sich. Damit Sie wissen, welches Produkt welcher Gruppe zuzuordnen ist, und was sich im Rahmen einer Diät empfiehlt, widmen wir uns in diesem Kapitel einigen Definitionen und den einzelnen Süßungsmitteln.

Was ist was? Definitionen & Unterschiede

Es gibt vier Kategorien von Süßungsmitteln, die sich wie folgt aufsplitten:

- ▶ Zucker und Zuckersorten

- ▶ Zuckerhaltige Süßungsmittel

- ▶ Zuckerersatzstoffe

- ▶ Süßstoffe

Sie werden die verschiedenen Süßungsmittel im Folgenden detailliert kennenlernen und dabei die eine oder andere faszinierende Eigenschaft der Stoffe kennenlernen. Um Ihnen bereits einen ersten kompakten Eindruck davon zu verschaffen, was die einzelnen Süßungsmittel auszeichnet, erwarten Sie nun die vier Definitionen der einzelnen Kategorien. Aus den Definitionen werden Sie gleichzeitig bereits Unterschiede der Süßungsmittel ableiten können.

Definition: Zucker und Zuckersorten

Als Zucker wird neben verschiedenen anderen Zuckerarten ein süß schmeckendes, kristallines Lebensmittel bezeichnet, das aus Pflanzen gewonnen wird und hauptsächlich aus Saccharose besteht. (Quelle: wikipedia.org)

Definition: Zuckerhaltige Süßungsmittel

„Zuckerhaltige Süßungsmittel sind süß im Geschmack und zugleich natürlichen Ursprungs. Wird die Bezeichnung Süßungsmittel als Kategorie natürlicher Süßungsmittel gemeint, so gehören dazu sämtliche Lebensmittel, die eine Süßkraft haben, Kalorien enthalten und natürlichen Ursprungs sind. Hierzu zählen neben dem bekannten Süßungsmittel Honig u. a. ebenso die verschiedenen Dicksäfte und Sirupe."

Definition: Zuckerersatzstoffe

„Zuckeraustauschstoffe sind süß schmeckende Verbindungen, meist Polyole (sogenannte Zuckeralkohole), die einen geringeren Einfluss auf den Blutzuckerspiegel haben als Haushaltszucker (Saccharose), da sie insulinunabhängig verstoffwechselt werden." (Quelle: Belitz, Grosch et. al.; 2008)

Definition: Süßstoffe

„Süßstoffe sind synthetisch hergestellte oder natürliche Verbindungen, die als energiefreier Zuckerersatz dienen. Ihre Verwendung soll die geschmackliche Qualität von zuckerfreien bzw. energiereduzierten Lebensmitteln verbessern. Sie sind praktisch kalorienfrei und haben eine um ein Vielfaches höhere Süßkraft als Saccharose, so dass zum Süßen nur Mengen im Milligrammbereich benötigt werden." (Quelle: DGE)

Zucker und Zuckersorten

Die Einteilung des Zuckers erfolgt nach der Art der Verarbeitung. So gibt es als den gewöhnlichen und entsprechend benannten Zucker den Weißzucker und außerdem die Raffinade. Eine Raffinade zeichnet sich durch ihre besondere Reinheit aus, was allerdings keine positiven Auswirkungen auf die Gesundheit hat. Stattdessen treten dieselben Auswirkungen wie beim Weißzucker auf. Einige der weiteren Zuckersorten und deren Eigenschaften entnehmen Sie der folgenden Tabelle:

Zuckersorte	Eigenschaften
Brauner Zucker bzw. Rohrzucker	▶ Malziger Geschmack ▶ Besteht zu 98 % aus Rohr- & Rübenzucker ▶ Kürzere Haltbarkeit als Weißzucker ▶ Geringer Gehalt an Vitaminen & Mineralien

Puderzucker	▶ Ist fein gemahlen & Staub-ähnlich
	▶ Wird für Glasuren & Gebäck verwendet
Einmachzucker	▶ Grobkörnige Raffinade
	▶ Löst sich langsam auf und schäumt nicht
	▶ Eignet sich zum Einmachen von Obst
Kandis	▶ In Weiß und Braun erhältlich
	▶ Süßungsmittel bei Tee & selbstgemachten Fruchtlikören
	▶ Mit Karamellisationsstoffen
Vanillinzucker	▶ Mit Vanillin versetzter Zucker
	▶ Hat das klassische Vanille-Aroma

Neben den in der Tabelle genannten gibt es noch sehr viele andere Zuckersorten, die letzten Endes aber in der Wirkung auf den Körper dem Zucker alle gleich und deshalb zu vermeiden sind.

Wussten Sie schon?

Aromatisierter Zucker lässt sich selbst herstellen, indem Sie Zucker mit verschiedenen Zutaten für einige Zeit in ein Schraubglas geben. Beispielsweise können Sie eine Orangenschale oder eine angekratzte Vanilleschote in ein Glas tun und mit dem Zucker darin zuschrauben. Stellen Sie dieses Glas in den Kühlschrank, wird der Zucker bereits in wenigen Tagen ein charakteristisches Aroma angenommen haben.

Das Vermeiden des Zuckerkonsums scheitert häufig daran, dass Personen nicht wissen, wo sich der Zucker versteckt. Verantwortlich dafür sind neben der eigenen Unwissenheit die vielen alternativen Bezeichnungen, mit denen Zucker auf den Verpackungen kenntlich gemacht wird:

▶ Maltose

▶ Farin

▶ Maltodextrin

▶ Melasse

▶ Saccharose

Da nicht jede Lebensmittelverpackung verpflichtet ist, eine Nährwerttabelle zu enthalten, ist somit – um verstecktem Zucker zu entgehen – das Wissen über die vielen Alternativbezeichnungen für Zucker in der Zutatenliste von Vorteil. Sie erfahren diesbezüglich mehr im Bonusmaterial, welches Sie sich kostenlos zusätzlich zu diesem Buch herunterladen können.

Süßungsmittel

Prägendes Merkmal der Süßungsmittel ist deren Naturbelassenheit. Es handelt sich um in der Natur vorkommende Lebensmittel, die – je nach Herkunft – gesunde Inhaltsstoffe enthalten oder eine medizinische Wirksamkeit vorzuweisen haben. Doch auch hier müssen Sie Rücksicht auf den Zucker nehmen. Denn die Süßungsmittel mögen natürlichen Ursprungs sein und gesunde Inhaltsstoffe beinhalten, doch der Hauptbestandteil ist Zucker. Somit sind Süßungsmittel nur in Maßen angeraten. Des Weiteren zeichnen sich Süßungsmittel durch den starken Eigengeschmack aus, den sie ihrem Ursprung zu verdanken haben. Im Folgenden werden Ihnen fünf Süßungsmittel näher vorgestellt.

Honig

Honig ist ein sehr populäres Süßungsmittel. Dies hat er u. a. der Verwendung als Brotaufstrich zu verdanken. Betonen einige Personen den hohen Gehalt an wertvollen Mikronährstoffen, ergibt sich bei genauerer Betrachtung ein ernüchterndes Bild:

- ▶ 2 Milligramm Vitamin C
- ▶ Weniger als je 1 Milligramm Vitamin B2 und Vitamin B6
- ▶ Geringer Gehalt an Kalzium und Magnesium

Bei einem zugleich hohen Zuckergehalt von über 70 Gramm Zucker pro 100 Gramm Honig sind die Vorteile gegenüber dem Haushaltszucker sehr gering. Lediglich die geschmackliche Abwechslung zum gewöhnlichen Zucker ist ein Vorzug. Da Geschmäcker verschieden sind, werden jedoch nicht alle vom Honig begeistert sein.

Hinweis!

Es gibt Unternehmen – vermehrt sind diese im Ausland ansässig – die Zucker einkochen und diesen dann als Honig verkaufen. Beim Kauf solchen Honigs ergeben sich neben dem schlechten Geschmack auch ökologisch negative Auswirkungen. Somit ist beim Kauf von Honig nach Möglichkeit immer auf regionale Produkte zu setzen.

Agavendicksaft

Dieses Süßungsmittel wird aus der Frucht Agave gewonnen. Sie wächst in Mexiko unter tropischen Bedingungen. Wird der Dicksaft aus der Frucht entnommen, wird dabei zunächst der Saft ausgepresst und im Anschluss geklärt, filtriert, entsäuert und eingedickt. Diese Vorgehensweise ist übrigens bei allen Dicksäften gleich, was leider den Verlust des Großteils der enthaltenen Mineralien und Vitamine zur Folge hat. Der im Agavendicksaft enthaltene Fruchtzucker hat den Vorteil, keinen hohen Anstieg des Blutzuckerspiegels zu verursachen. Wiederum wiegt beim Fruchtzucker der Nachteil schwer, dass er – wie bereits eingehend im ersten Kapitel thematisiert – in großen Mengen für die Leber sehr schädlich ist. Somit ist der Agavendicksaft als Süßungsmittel nur in kleinsten Mengen empfehlenswert.

Ahornsirup

Wenn eine kulinarische Welle aus Kanada herüberschwappt, dann sind des Öfteren Pancakes mit Ahornsirup der Grund hierfür. Ahornsirup wird aus Ahornbäumen gewonnen und enthält zu 60 % Zucker und zugleich eine stärkere Süßkraft. Dadurch ist zum Süßen eine geringere Menge als im Falle von Zucker vonnöten. Die restlichen 40 % des Ahornsirups sind Wasser. Des Weiteren ist der wenigstens geringe Gehalt an Vitaminen und Mineralstoffen eine kleine positive Randnotiz. Dennoch zeigt der mahnende Finger, dass selbst Ahornsirup in den gewöhnlich zum Süßen verwendeten Dosen einen hohen Zuckergehalt und somit negative Auswirkungen auf die Gesundheit hat.

Reissirup

Eine interessante Alternative zum Zucker ist der Reissirup, weil er aus Mehrfachzuckern in Verbindung mit Glukose besteht. Er schmeckt durch den hohen Gehalt an Mehrfachzuckern weniger süß, hat aber den großen Vorteil, den Insulinspiegel nicht hochschießen zu lassen. Vielmehr noch: Reissirup enthält viele brauchbare Kalorien, da er durch die Vielfachzucker in der Lage ist, dem Körper langfristig Energie zu spenden. Die Herstellung erfolgt zunächst durch das Erwärmen von gemahlenem Reis, der sich durch die darauffolgende Zugabe von Enzymen in Zuckerstoffe aufspaltet. Filtration und Eindicken lassen schließlich den käuflichen Reissirup entstehen. Insgesamt ist Reissirup ein nützliches Süßungsmittel, welches unter vielen Gesichtspunkten für die menschliche Gesundheit besser als Zucker ist.

Kokosblütenzucker

Der Kokosblütenzucker stammt von dem Nektar der Kokospalme. Bei Anschneiden der Blütenknospe tritt dort der Nektar aus. In einem Behälter aufgekocht, entstehen aus dem Nektar der Kokospalme Kokosblütenzuckerkristalle. Entgegen der naheliegenden Vermutung schmeckt Kokosblütenzucker nicht nach Kokos, sondern leicht nach Karamell. Die Verwendungsmöglichkeiten gleichen denen vom Zucker, allerdings enthält der Kokosblütenzucker zu 40 % weniger Zucker als gewöhnlicher Weißzucker. Zudem hat die Zuckersorte aus dem Kokosnektar einen signifikanten Anteil an Mineralstoffen und Vitaminen. Der Kokosblütenzucker schneidet aus ernährungsphysiologischen Gesichtspunkten unter den vorgestellten Süßungsmitteln nach dem Reissirup am zweitbesten ab. Als kritisch zu betrachten ist beim Kokosblütenzucker jedoch der Fruktosegehalt, der in geringen Mengen gegeben ist.

Wir lernen...

Es gibt unter den Süßungsmitteln ausreichend Ersatz für Zucker. Jedoch haben Sie erkannt, dass in vielen der vorgestellten und auch weiteren Süßungsmittel, wie beispielsweise Datteln und Apfeldicksaft, auch Zucker als Hauptbestandteil enthalten ist. Der noch sehr gut geeignete Reissirup scheint eine Lösung zu sein, doch wird nicht jedem der charakteristische Eigengeschmack zusagen. Was die Kalorien angeht – so viel sei zuletzt gesagt – haben alle Süßungsmittel eine beträchtliche Menge und eignen sich somit kaum für Diäten.

Zuckerersatzstoffe

Diese werden auch Zuckeraustauschstoffe genannt. Sie charakterisiert der süße Geschmack und die Verstoffwechslung ohne Insulin bzw. mit geringen Mengen Insulin. Zuckerersatzstoffe enthalten dennoch Energie bzw. Kalorien, wenngleich dies in kleineren Mengen als beim Zucker der Fall ist. Außerdem sind Zuckerersatzstoffe Mittel, die in der Natur vorkommen. Als positive Merkmale hervorzuheben sind dabei die Konstanz des Blutzuckerspiegels nach Einnahme sowie der süße und befriedigende Eigengeschmack. Es gibt zwei Arten von Zuckeraustauschstoffen, unter denen Sie die Fruktose bereits kennengelernt haben. Somit verbleibt nur noch eine weitere Art. Dabei handelt es sich um die verschiedenen Zuckeralkohole.

Was sind Zuckeralkohole?

Zuckeralkohole gehören ebenfalls der Gruppe der Kohlenhydrate an, jedoch wirken sie auf den Organismus anders. Sie

- ▶ haben einen verminderten Kaloriengehalt

- ▶ gelangen teilweise unverändert durch den Verdauungstrakt bis zur Ausscheidung

- ▶ besitzen eine geringere Süßkraft als Zucker, die bei ungefähr 40 bis 70 % liegt

- ▶ ziehen Wasser an und können deswegen abführend wirken

Haben Sie schon einmal die Warnhinweise auf den Kaugummis gelesen? Dort steht: „Kann bei übermäßigem Konsum abführend wirken." Falls Sie dies bereits gelesen haben, liegt es daran, dass Zuckeralkohole häufig in Kaugummis verwendet werden. Da sie wasseranziehend wirken, quellen sie den Nahrungsbrei auf und sorgen dadurch für eine abführende Wirkung. Im Gegensatz zur Fruktose werden sie nicht in der Leber zu Fett umgewandelt. Des Weiteren benötigen sie wenig bis gar kein Insulin zur Verstoffwechslung im Körper. Somit tun sich bereits zwei gesundheitlich wichtige Vorteile der Zuckeralkohole auf. Was den Kaloriengehalt angeht, so variiert dieser mit dem jeweiligen Zuckerersatzstoff. Bekannte Zuckerersatzstoffe sind u. a.:

- ▶ Erythrit

- ▶ Xylit

- ▶ Maltit

- ▶ Isomalt

- ▶ Sorbit

Welche Zuckeraustauschstoffe eignen sich überhaupt zum Abnehmen?

Generell eignen sich alle Zuckeraustauschstoffe zum Abnehmen. Dabei ist allerdings zu beachten, dass durch die Fermentation vieler Zuckeraustauschstoffe im Darm Gase entstehen, die Blähungen und Durchfall verursachen können. Diese Reaktion ist jedoch von Person zu Person unterschiedlich und taucht bei Erythrit eher selten auf, denn Erythrit hat den Vorteil, dass es zu über 90 % im Dünndarm verarbeitet wird und somit kaum fermentiert. Die anderen Zuckeralkohole wiederum werden zu 50 % bis 80 %

im Dickdarm fermentiert, was die Wahrscheinlichkeit von Blähungen und Durchfall steigert. Dies geschieht allerdings erst ab hohen Einnahmemengen.

Ausgenommen von Maltit und Lactit sind all diese Zuckerersatzstoffe in der Natur vorhanden. Sie kommen z.B. in Pflaumen, Birnen und Datteln vor. Sämtliche Zuckerersatzstoffe sind Kohlenhydrate – um genau zu sein, Mono- und Disaccharide – die jedoch über einen speziellen Aufbau verfügen. Dieser führt dazu, dass sie allesamt größtenteils insulinunabhängig verstoffwechselt werden. Des Weiteren überzeugen die Zuckeraustauschstoffe mit einem geringen Kaloriengehalt. Somit werden gleich drei negative Auswirkungen vermieden, die normalerweise den Diäten sowie der menschlichen Gesundheit im Wege stehen:

▶ Heißhungerattacken

▶ Blutzuckerschwankungen

▶ Hohe Kalorienzufuhr

Gute Voraussetzungen also für eine Diät!

Die Süßkraft wiederum trägt dazu bei, dass die häufig in Speisen ersehnte Süße vorhanden ist. Dabei variiert die Süßkraft mit dem jeweiligen Zuckerersatzstoff. Hier gibt die folgende Tabelle Aufklärung darüber, wie die Süßkraft der genannten Zuckerersatzstoffe ausfällt:

Zuckeralkohol	Süßkraft
Erythrit	60 – 80 % des Haushaltszuckers
Xylit	80 – 100 % des Traubenzuckers
Mannit	40 – 70 % des Traubenzuckers
Maltit	65 – 90 % des Haushaltszuckers
Lactit	35 – 40 % des Haushaltzuckers
Sorbit	40 – 70 % des Traubenzuckers

Aus dieser Süßkraft sowie den spezifischen Eigenschaften der Zuckerersatzstoffe resultieren einerseits geschmackliche Unterschiede untereinander sowie zum Zucker als auch Unterschiede bei der Verwendung in der Küche.

Die Zuckerersatzstoffe in der Praxis

Der Umgang mit Zuckerersatzstoffen zum Süßen von Speisen ist ein denkbar anderer als im Falle von Zucker. Geschmack und chemische Eigenschaften bringen besondere Anforderungen für den Umgang in der Küche mit sich. Dabei weisen alle Zuckeralkohole die Gemeinsamkeit auf, dass sie einen kühlenden Effekt im Mund verursachen. Dafür verantwortlich ist deren geringe chemische Lösungswärme.

Ansonsten unterscheiden sie sich mal mehr, mal weniger voneinander, wobei Ihnen die folgenden Erläuterungen das Wichtigste vermitteln.

Erythrit

Dies ist der nach Xylit am gründlichsten erforschte Zuckerersatzstoff. Er hat gegenüber Xylit einige Vorteile, jedoch ebenso seine Nachteile. Dabei ist ein prägnantes Merkmal, dass nur ca. 10 % des Zuckeraustauschstoffs verstoffwechselt werden. Der Rest wird über die Nieren ausgeschieden. So kommt es dazu, dass Erythrit kaum Kalorien enthält. Auf den Produkten wird deswegen der Kaloriengehalt gleich Null angegeben. Als weiterer Vorteil von Erythrit tritt zutage, dass es nur in kleinen Mengen in den Darm gelangt, weswegen das Risiko einer abführenden Wirkung deutlich reduziert wird. Auf der anderen Seite steht als Nachteil Erythrits die geringere Süßkraft im Vergleich zum Zucker, die im Rahmen von Rezepten ein Umrechnen erfordert. Des Weiteren hat Erythrit im Vergleich zu Xylit in der Küche die Eigenschaft, schnell auszukristallisieren, weswegen sich der Einsatz im Rahmen von Erfrischungsgetränken als schwierig erweist.

Weitere wichtige Angaben für den Einsatz in der Küche

- ▶ Schmelzbereich: 120 – 123 °C

- ▶ Löslichkeit in Wasser: 10 g pro 100 g Wasser bei 20 °C

- ▶ Kaloriengehalt (pro 100 Gramm): 0 – 10

In der EU ist der Kaloriengehalt der hier vorgestellten fünf Zuckerersatzstoffe mit 240 kcal pro 100 Gramm des Austauschstoffs angegeben. In den USA jedoch variieren die Kalorienangaben. Demzufolge müssen Sie bei der Bestellung amerikanischer Produkte über das Internet speziell auf den Kaloriengehalt der verschiedenen Zuckerersatzstoffe achten. Dieser gestaltet sich bei den in diesem Kapitel thematisierten fünf Zuckeraustauschstoffen wie folgt:

- Lactit: 200 kcal/100 g

- Maltit: 210 kcal/100 g

- Mannit: 160 kcal/100 g

- Sorbit: 260 kcal/100 g

- Xylit: 240 kcal/100 g

*(Als **Hinweis!**-Box gestalten)*

Xylit

Insbesondere Xylit weist den charakteristischen kühlen Nachgeschmack der Zuckeralkohole auf. Dementsprechend ist es der am häufigsten in Kaugummis eingesetzte Zuckerersatz. Außerdem ist die Studienlage bezüglich der antikariogenen Wirkung – damit ist gemeint, dass es gegen Karies bzw. Zahnfäule wirkt – am fundiertesten. Dies bedeutet, dass Xylit wie kein anderer Zuckerersatzstoff mit der Prävention von Zahnerkrankungen in Verbindung steht. Weitere Eigenschaften, insbesondere im Hinblick auf die Sensorik, runden das Gesamtpaket ab und eröffnen Xylit sogar diverse pharmakologische Einsatzbereiche, wie z.B. als Bestandteil von Zahnpasta und Mundwasser.

Weitere wichtige Angaben für den Einsatz in der Küche

- Schmelzbereich: 92 – 96 °C

- Löslichkeit in Wasser: 164 g pro 100 g Wasser bei 25 °C

- Kaloriengehalt (pro 100 Gramm): 240

Mannit

Mannit weist eine geringe Löslichkeit auf und ist dadurch in der Lage, ein Feuchtwerden sowie ein Verkleben bei Lebensmittelprodukten zu verhindern. Zudem hat Mannit im Vergleich zum Großteil der restlichen Zuckeralkohole eine geringere Süße, was ihn häufig nur für den Einsatz bei sehr speziellen Produkten und Anwendungen geeignet macht. Dementsprechend findet dieser Zuckeraustauschstoff in der Regel ausschließlich Einsatz als Bestäubungsmittel für Kaugummis und als Überzugsmittel.

Weitere wichtige Angaben für den Einsatz in der Küche

- ▶ Schmelzbereich: 165 – 168 °C

- ▶ Löslichkeit in Wasser: 22 g pro 100 g Wasser bei 25 °C

- ▶ Kaloriengehalt (pro 100 Gramm): 240

Maltit

Maltit empfiehlt sich aus vielerlei Gründen für den Einsatz als Zuckerersatzstoff. Dazu gehören neben seiner nah am Haushaltszucker befindlichen Süßstärke vor allem seine Eigenschaften beim Verzehr. So verursacht der Zuckeraustauschstoff ein cremiges Gefühl im Mund, was ihn für die folgenden Einsatzgebiete prädestiniert:

- ▶ Karamellbonbons

- ▶ Fondants

- ▶ Süßwaren mit Schokoladengeschmack

- ▶ Verschiedenste Bäckereiprodukte

Weitere wichtige Angaben für den Einsatz in der Küche

- ▶ Schmelzbereich: 144 – 147 °C

- ▶ Löslichkeit in Wasser: 152 g pro 100 g Wasser bei 20 °C

- ▶ Kaloriengehalt (pro 100 Gramm): 240

Lactit

Lacitit ist ein denkbar spektakulärer Zuckeraustauschstoff. Bei ihm steht – auch wissenschaftlich fundiert – eine positive Wirkung auf die Darmgesundheit zur Debatte, weswegen es Verwendung als Präbiotikum findet. Es wird davon ausgegangen, dass der Austauschstoff einerseits das Wachstum gesundheitsfördernder saccharolytischer Bakterien verbessert und andererseits das Wachstum der schädlichen proteolytischen Bakterien hemmt. In Kombination mit dem geringen Schmelzpunkt und der guten Löslichkeit in Wasser ergeben sich somit vielfältige Einsatzgebiete:

- ▶ Eiscremes

▶ Schokoladen

▶ Kaugummis

▶ Zuckerreduzierte Konfitüre

Weitere wichtige Angaben für den Einsatz in der Küche

▶ Schmelzbereich: 98 – 102 °C

▶ Löslichkeit in Wasser: 133 g pro 100 g Wasser bei 20 °C

▶ Kaloriengehalt (pro 100 Gramm): 240

Sorbit

Sorbit weist wasserbindende Eigenschaften auf. Dementsprechend fällt der Großteil seiner Anwendungsbereiche auf Lebensmittelprodukte zurück, die feucht gehalten werden müssen. Dies trifft beispielsweise auf Gebäck und verschiedene Arten von Füllungen zu.

Weitere wichtige Angaben für den Einsatz in der Küche

▶ Schmelzbereich: 92 – 96 °C

▶ Löslichkeit in Wasser: 235 g pro 100 g Wasser bei 25 °C

▶ Kaloriengehalt (pro 100 Gramm): 240

Wussten Sie schon?

Es ist aus vielerlei Gründen üblich, mehrere Zuckerersatzstoffe miteinander zu kombinieren. So gelingt es der Industrie – neben den finanziellen Vorteilen im gleichen Zuge – bestimmte angestrebte Eigenschaften der Lebensmittel zu erreichen. Auch ist die Kombination von Süßstoffen mit Zuckerersatzstoffen üblich. Die Zuckerersatzstoffe überdecken dann den manchmal gewöhnungsbedürftigen Nachgeschmack bestimmter Süßstoffe – oder die Süßstoffe den Nachgeschmack der Zuckerersatzstoffe.

Zusammenfassung: Zuckerersatzstoffe mit geringen Hindernissen, aber Eignung für die Diät!

Die Gründe für eine Gewichtsreduktion mit Hilfe von Zuckerersatzstoffen sind weitreichend. Sie gehen von positiven Auswirkungen auf die Gesundheit über einen geringen Kaloriengehalt (Erythrit hat sogar noch weniger Kalorien als die anderen Zuckeraustauschstoffe) bis hin zu einer Süße, die nahezu keinerlei Auswirkungen auf den Insulinspiegel aufweist. Außerdem spricht für den Einsatz von Zuckerersatzstoffen, dass diese natürlichen Ursprungs sind. Doch Achtung: Hier bilden Lactit und Maltit eine Ausnahme. Schädliche Auswirkungen sind bislang nicht erwiesen – bis auf eine abführende Wirkung bei zu hohem Konsum. Zuckeraustauschstoffe ersetzen stattdessen den Zucker hochwertig und machen es auf diesem Wege wesentlich einfacher, die Entbehrungen einer Diät zu akzeptieren.

Süßstoffe

Die Verwendung von Süßstoffen hat in den letzten Jahren einen rasanten Anstieg erfahren, als die ersten Light- und Zero-Varianten verschiedener Produkte und Lebensmittel auf den Markt kamen. Denn Süßstoffe sind Bestandteile dieser Produkte. Weil mit den durch Süßstoffe angereicherten Lebensmitteln die Nachfrage an energiearmen Lebensmitteln stieg, wurden Süßstoffe immer populärer. Die zentralen Eigenschaften von Süßstoffen bestehen darin, dass sie keine Energie liefern, eine weitaus höhere Süßkraft als Zucker haben und synthetisch gewonnene Verbindungen sind. Es handelt sich somit um keine natürlichen Stoffe.

Welche Süßstoffe existieren?

Die Liste der Süßstoffe ist lang. Sie reicht von gesetzlich zugelassenen bis hin zu in Lebensmitteln verbotenen Süßstoffen. Im Folgenden erhalten Sie ein paar Infos zu drei zugelassenen Süßstoffen:

- ▶ Acesulfam K

- ▶ Aspartam

- ▶ Saccharin

Acesulfam K

Acesulfam K zeichnet sich durch seine Resistenz aus. Der Süßstoff ist stabil und hitzebeständig. Dadurch sind mit ihm alle Zubereitungsmöglichkeiten machbar. Er wird unverändert vom Körper ausgeschieden.

- ▶ Erlaubte Höchstmenge: 9 mg/kg Körpergewicht

- ▶ Süßkraft im Vergleich zum Zucker: 200 Mal stärker

Aspartam

Aspartam ist wesentlich komplizierter in der Anwendung, da es beim Kochen und Backen seine Süßkraft verliert. Da Aspartam auf Eiweißbausteinen basiert, verstoffwechselt der Körper diesen Süßstoff. Dies reicht allerdings für keine Proteinzufuhr aus, von der der Körper profitiert. Vielmehr birgt die Basis auf Eiweißbausteinen Gefahren für Personen, die unter einer Eiweißstoffwechselstörung – im Fachjargon „Phenylketonurie" genannt – leiden. Hier darf der Süßstoff nicht konsumiert werden, weil den von der Erbkrankheit betroffenen Personen ein Enzym zum Abbau von Phenylalanin fehlt. Bei Phenylalanin handelt es sich um eine beim Abbau von Aspartam im Darm anfallende Substanz. Die Einnahme von Aspartam hätte im Falle von an Phenylketonurie leidenden Personen Nerven- und Hirnschädigungen zur Folge.

▶ Erlaubte Höchstmenge: 40 mg/kg Körpergewicht

▶ Süßkraft im Vergleich zum Zucker: 200 Mal stärker

Saccharin

Dies ist der älteste Süßstoff und hat zugleich einen leicht bitteren Nachgeschmack. Um diesen Nachgeschmack zu neutralisieren, wird dem Saccharin häufig ein zweiter Süßstoff beigemischt, wie beispielsweise Cyclamat. Cyclamat hat mit 35:1 im Vergleich zum Zucker die geringste Süßkraft unter den Süßstoffen, neutralisiert aber effektiv den bitteren Nachgeschmack des Saccharins.

Saccharin selbst gibt es in mehreren Varianten, wobei aufgrund der guten Löslichkeit meistens Natrium-Saccharin zum Einsatz kommt. Die Stabilität sowie Beständigkeit gegen Hitze, Frost und Säure machen Saccharin vielfältig einsetzbar.

▶ Erlaubte Höchstmenge: 5 mg/kg Körpergewicht

▶ Süßkraft im Vergleich zum Zucker: 500 Mal stärker

Über die weiteren Süßstoffe

Die weiteren Süßstoffe haben zum Teil noch weitaus stärkere Süßkräfte. Beispielsweise reicht das seit 2010 zugelassene Neotam bis hin zur 12.000- bis 13.000-fachen Süßstärke vom Zucker heran. Es ist besonders hitzebeständig.

Neben Neotam hat ebenso mit 2.000- bis 3.000-facher Süßstärke in Relation zum Zucker das Thaumatin eine beeindruckende Süßkraft. Es ist ein natürlicher Eiweißstoff, der aufgrund der geringen Hitzebeständigkeit zur Kompensation mit anderen Süßstoffen kombiniert wird.

Weitere zugelassene Süßstoffe im Überblick:

▶ Neohesperidin DC

▶ Sucralose

▶ Twin-Sweet

▶ Steviolglykoside (Aus Stevia gewonnen)

Stevia: Das Populäre Süßungsmittel im Fokus

Besondere Aufmerksamkeit unter den Süßstoffen wird an dieser Stelle Stevia zuteil, um mit einigem Irrglauben aufzuräumen. Denn Stevia erlangte in der öffentlichen Wahrnehmung besondere Bekanntheit dadurch, dass es eine krautartige Pflanze ist. Somit wird Stevia oftmals als natürliches Süßungsmittel bezeichnet. Doch in Wirklichkeit ist die Sache komplizierter: Denn Stevia kommt in einer Vielzahl verschiedenster Produkte vor, von denen der als künstlich geltende Süßstoff Steviolglykoside lediglich einen Teil darstellt. Bei dem Wort „Stevia" ist fachgerecht nur die Pflanze gemeint. Die Produkte, die daraus gewonnen werden, reichen von natürlichen getrockneten Blättern, Sirupen und grünem Pulver bis hin zu Flüssigsüßstoffen, die einen hohen Gehalt an gesundheitlich wertvollen Inhaltsstoffen beinhalten, und führen schließlich zum weißen Pulver, den Steviolglykosiden.

Herstellung der Stevioglykoside

Die Pflanze an sich – auch Honigkraut genannt – ist natürlich. Es handelt sich dabei um die Stevia-Pflanze. In den Anbauländern ist es möglich, die Blätter der Pflanze direkt zum Süßen zu verwenden. Diese haben dann eine Süßkraft, die in etwa 30 Mal stärker als die von Zucker ist. Kauft man nun hierzulande Stevia-Süßstoffe, dann ist damit aber nicht die Pflanze gemeint, sondern bestimmte Bestandteile. Denn als Lebensmittel ist die Stevia-Pflanze nicht zugelassen. Sie müsste zunächst ein Zulassungsverfahren bestehen, welches die gesundheitliche Unbedenklichkeit bescheinigt. Den vielen Zulassungen in anderen Ländern und dem bisher sicheren und unbedenklichen Einsatz in diesen entsprechenden Ländern zum Trotz, gibt es noch reichlich Behörden, die sich der Anerkennung der Pflanze als Lebensmittel in der EU in den Weg stellen. Aus diesem Grund ist Stevia aktuell als neuartiges Lebensmittel (Novel Food) eingestuft. Die aus Stevia gewonnen Steviolglykoside sind im Gegensatz zur Pflanze nicht mehr natürlich und in Form eines weißen Pulvers zu kaufen.

Steviolglykoside entstehen durch chemische Prozesse, im Rahmen derer viele wertvolle Inhaltsstoffe der Pflanze verloren gehen. Was nun negativ klingt, muss es keineswegs sein. Zwar mögen die wertvollen Inhaltsstoffe der Pflanze verloren sein, doch besticht der Süßstoff durch einen Kaloriengehalt von Null, eine hohe Süßkraft und erspart das Auf und Ab des Blutzuckerspiegels. Alles in allem also weitestgehend positiv. Bedenken Sie zudem: Sobald Sie nicht das Pulver, sondern die flüssige Süße kaufen, profitieren Sie zudem von einem geringen Gehalt an sekundären Pflanzenstoffen, die der Gesundheit zuträglich sind.

Eigenschaften des Süßstoffs

Die Steviolglykoside als Süßstoff weisen eine 300 Mal stärkere Süßkraft als Zucker auf. Als Zusatzstoff in Lebensmitteln müssen sie entsprechend mit ihrem Namen oder der Alternativbezeichnung E960 in der Zutatenliste aufgeführt werden. Geschmacklich kommen die Steviolglykoside dem Lakritz nahe und haben eine leicht metallische Note. Manchmal werden dem Süßstoff zur Geschmacksoptimierung andere Stoffe zugesetzt – sowohl Süßstoffe als auch die energiereicheren Zuckeralkohole. Diese verändern den Geschmack. Ob mit Zusatz oder allein die Steviolglykoside: Es verbleibt ein in der Regel sehr geringer oder aber tatsächlich kein Kaloriengehalt, was Stevia-Produkte zu einem sehr geeigneten Zuckerersatz macht. Hierbei liegt die empfohlene tägliche Maximaldosis bei 6,2 mg/kg Körpergewicht.

Auswirkungen der Süßstoffe auf die Gesundheit

Die bisherige Vorstellung der Süßstoffe hat womöglich hier und da ein irritierendes Bild abgegeben. Denn der positiven Tatsache, dass Süßstoffe keine Kalorien enthalten, stand die mahnende tägliche Maximalmenge pro Kilogramm Körpergewicht gegenüber.

Sind Süßstoffe also gesundheitlich bedenklich? Wieso sonst gibt es die Maximalmengen, wo doch keine Kalorien in den Süßstoffen vorhanden sind?

Zunächst eine Entwarnung: Es gibt keine Hinweise dafür, dass die Süßstoffe gesundheitlich bedenklich sind. Andernfalls würden sie nicht zugelassen werden. Die täglichen Maximalmengen dienen lediglich der Sicherheit, da die Süßstoffe nur bedingt erforscht sind. Lediglich innerhalb dieser Maximalmengen ist der Einsatz erwiesenermaßen sicher. Darüber hinaus gibt es noch zu wenige wissenschaftliche Erkenntnisse, woran allerdings gearbeitet wird. Auch die aktuell empfohlenen täglichen Höchstmengen befinden sich auf einem permanenten Prüfstand, um die Sicherheit der Verbraucher zu gewährleisten.

Zugleich lassen sich aber bereits viele der negativen Behauptungen und Gerüchte über Süßstoffe widerlegen. Diese hatten lange an dem Ruf der Süßstoffe genagt. Dabei handelte es sich allem voran um die folgenden Behauptungen:

- ▶ Süßstoffe sind krebserregend

- ▶ Süßstoffe verursachen Blähungen und Durchfall

- ▶ Mastmittel enthalten Süßstoffe

Contra #1: Süßstoffe haben keine krebserregende Funktion

Ein Tierversuch mit Saccharin, der in den 60er Jahren stattfand, brachte den Süßstoff in Verruf, für die Entstehung von Blasenkrebs verantwortlich zu sein. Doch die Objektivität dieser Studie erfuhr im Laufe der kommenden Jahrzehnte deutliche Rückschläge. Denn es zeigte sich, dass im Rahmen des Versuchs Dosen verwendet wurden, die 20 Kilogramm Zucker täglich beim Menschen entsprechen würden. Ein derart unrealistisches Szenario bietet keine faire Vergleichsbasis. Stattdessen hat sich bis heute im Laufe der Jahrzehnte gezeigt, dass sogar Intensiv-Anwender keine Krebserkrankungen verzeichnen, die auf den Einsatz von Saccharin zurückzuführen sind. Stattdessen ist es mittlerweile sogar ein angesehener Zuckerersatz für Diabetiker.

Auch Cyclamat musste eine schwere Phase durchlaufen, als es aufgrund tierexperimenteller Studien mit Verdacht auf Krebsauslösung in den USA 1970 auf dem Markt verboten wurde. In Deutschland und Österreich jedoch wird Cyclamat nach wie vor verwendet, und diverse weitere Studien nach der 70er-Jahre-Studie aus den USA waren nicht in der Lage, die kanzerogene Wirkung des Cyclamats nochmals zu unterstützen.

Contra #2: Keine Blähungen und Durchfälle durch Süßstoffe

Die Behauptung, Süßstoffe würden Blähungen und Durchfälle verursachen, entspringt dem Sonderfall der Einnahme von Süßstofftabletten durch laktoseintolerante Personen. Da Süßstofftabletten Milchzucker – also Laktose – als Trägersubstanz enthalten, kam es hier vermehrt zu Verdauungsproblemen. Flüssige Süßstoffe jedoch sind frei von Laktose und somit in der Regel für alle Personen verträglich. Also sind es nicht die Süßstoffe, die Blähungen und Durchfall verursachen können, sondern vielmehr ausschließlich im Falle laktoseintoleranter Menschen die Süßstofftabletten.

Contra #3: Süßstoffe sind nicht in Mastmitteln enthalten

Die Verwendung von Süßstoffen ist in der EU-Richtlinie (RL 70/524/EWG und RL 87/153/EWG) festgehalten. Hier ist vermerkt, dass sie bei Ferkeln lediglich aus geschmacklichen Gründen verwendet werden dürfen. Dies ist bis zum vierten Lebensmonat erlaubt, um den Übergang von der Sauenmilch zum gewöhnlichen Futter zu ermöglichen. Des Weiteren gibt es strikte Vorgaben, womit das Futter gesüßt werden darf. Somit werden Süßstoffe nicht als Bestandteil von Mastmitteln eingesetzt. Dies hatte ursprünglich in der öffentlichen Wahrnehmung das Ansehen der Süßstoffe beträchtlich reduziert.

Zusammenfassung: Stevia weckt die Neugier!

Stevia ist nicht zwingend ein Süßstoff. Vielmehr ist es das, was Sie daraus machen. Je nachdem, ob Sie die Blätter oder grünes bzw. weißes Pulver nutzen, entfaltet sich eine andere Wirkung und eine andere Einordnung. Die Steviolglykoside sind der Süßstoff, alle anderen Produkte wiederum sind anders einzuordnen. Dementsprechend wird es Zeit, sich nun dem Protagonisten dieses Buches, Stevia, zu widmen.

Zuckerersatz Stevia im Porträt –
Einzigartigkeit und Erstaunen in Einem

Ist die Rede von Stevia, so haben hierzulande Personen des Öfteren das Süßungsmittel Stevia im Kopf: Verpackt als Pulver, mit Stickern mit der Aufschrift „Natürliche Süße" versehen, und in Supermärkten sowie online erhältlich. Doch neben dem Pulver gibt es noch die flüssige Variante, die Pflanze sowie weitere Produkte. Und genau bei der Pflanze, die vor sämtlichen Süßstoffen existierte und deren Ausgangspunkt bildet, wird es interessant. Denn es eröffnen sich mehrere einzigartige Einblicke in die Geschichte und die Einsatzbereiche der Pflanze. Aus diesem Grund nehmen wir Stevia – und ihre Veränderung von der Pflanze zum Zuckerersatz in den verschiedensten Produktformaten – in diesem Kapitel genauestens unter die Lupe.

Jahrhunderte alte Geschichte

Eine Reise zu den Ursprüngen der Stevia-Pflanze führt uns ins 16. Jahrhundert zurück. Wir befinden uns im östlichen Paraguay, im Hochland von Amambai im Grenzgebiet zu Brasilien. Damals sind es die Guarani- sowie die Mato-Grosso-Indianer, die die Stevia-Blätter in den verschiedensten Anwendungsbereichen nutzen (vgl. Simonsohn, 2012):

▶ Medizin

▶ Zum Lutschen als Süßigkeit

▶ Tees

▶ Alkoholische Getränke

Die Siedler lernen von den Ureinwohnern, Stevia als Süßungsmittel zu nutzen und nennen es „süßes Kraut". In den folgenden Jahrhunderten geschieht rund um die Stevia-Pflanze global betrachtet nur wenig, was deren Bekanntheitsgrad fördern würde. Doch im 20. Jahrhundert, als die Debatte über künstliche Süßstoffe wie Saccharin und Aspartam aufkommt, fühlen sich Forscher wie Prof. Dr. Heinz Brücher veranlasst, Untersuchungen zu den von den Indianern verwendeten natürlichen Süßungsmitteln anzustellen. Auch Moisés Bertoni, ein aus der Schweiz nach Paraguay ausgewanderter

Botaniker, führt eigene Untersuchungen durch und erkennt mehrere Vorteile von Stevia im Vergleich zu Saccharin (vgl. Simonsohn, 2012):

▶ Nicht giftig, sondern sogar gesund

▶ Starke Süßkraft

▶ Im natürlichen Zustand als pulverisiertes Blatt verwendbar

▶ Günstig

Hinweis!

Es obliegt also allein Ihrem Ermessen, ob Stevia ein natürliches oder künstliches Süßungsmittel ist. Wie Sie sehen können, lässt sich durch die direkte Verwendung der natürlichen Blätter das chemisch aufbereitete Produkt in Pulverform umgehen, was zudem gesundheitliche Mehrwerte bietet.

Weitere Forschungen durch Rasenack (1908), Dieterich (1909), Bridel und Laveille (1931) sowie Bell (1954) erschließen nähere Eigenschaften der Pflanze, indem chemische Experimente stattfinden. Dabei wird festgestellt, dass sich Stevia aufgrund seiner vielen Unterschiede zu den anderen Süßstoffen das Prädikat „einzigartig" verdient.

Seit 1975 bahnt sich Stevia in seiner Variante als chemisch aufbereiteter und künstlicher Süßstoff seine Bahnen durch die ganze Welt, wobei es sich allem voran in Japan und Südamerika großer Beliebtheit erfreut. Etwaige Behauptungen, der künstliche Süßstoff könne der Gesundheit schaden, lassen sich nicht bestätigen. Insbesondere anhand Japans, wo der Süßstoff seit mehreren Jahrzehnten häufig im Einsatz ist, lässt sich eine langfristige Nutzung als unschädlich ausmachen. Zwar gelten Mengen jenseits der 38,5 mg pro kg Körpergewicht als bedenklich, doch eine derartige Menge würde deutlich oberhalb der verträglichen Menge liegen, die allgemeinhin mit 7,2 mg pro kg Körpergewicht angegeben wird. Hinweis: Da der Süßstoff Stevia eine 300 Mal stärkere Süßkraft als Zucker aufweist, erübrigen sich hohe Einnahmemengen, und jegliche Risiken erweisen sich als unbegründet.

Doch wie sieht der Weg von der Pflanze bzw. den Blättern von Stevia zum Süßstoff, der in Geschäften und im Internet erhältlich ist, aus?

Die industrielle Gewinnung der Stevioglykoside

Die Stevioglykoside sind es, die letztendlich in Form von Pulver als das Süßungsmittel Stevia erhältlich sind. Deren Gewinnung erfolgt in aufwendigen und häufig mehrfach notwendigen Prozessen, Schritt für Schritt nach dieser Vorgehensweise (vgl. P. Klock, M. Klock et al., 2011):

1. Ernte der Stevia-Pflanzen und Trocknung der Blätter
2. Anwendung von Lösungsmitteln wie Wasser oder Alkohol, um Inhaltsstoffe aus den Blättern herauszulösen (Mazeration genannt)
3. Verfahren namens Fällung: Salze und andere Substanzen werden eingesetzt, um die Konzentration der Stevioglykoside zu erhöhen
4. Färbung und Reinigung der gewonnen Substanz
5. Kristallisation der in alkoholischer Lösung befindlichen Steviogyloside; so oft, bis ein Reinheitsgrad von mindestens 95 % erreicht ist

Wiesen die Blätter noch eine Süßkraft auf, die die des Zuckers um 45 Mal überstieg, so ist es nun eine 300-fache Süßkraft, die bei den Stevioglykosiden vorliegt.

Hinweis!

Ebenso gibt es allerdings Stevia als flüssigen Süßstoff zu kaufen. Diese Extrakte sind auf Alkohol- oder Wasserbasis oder gar auf der Basis anderer Substanzen. Hier fällt der chemische Prozess geringer aus.

Zentrale Eigenschaften von Stevia

Möchten wir die zentralen Eigenschaften von Stevia beschreiben, so stehen wir vor der Herausforderung, zu entscheiden, was genau wir untersuchen wollen: Die Pflanze? Deren Blätter? Das Pulver? Den Flüssig-Süßstoff?

Im Folgenden werden Ihnen die Eigenschaften der Pflanzen sowie die des pulverisierten Süßstoffs vorgestellt. Damit sind Sie einerseits informiert, wenn Sie auf natürlichem Wege bei den Pflanzen verbleiben möchten. Ebenso sind Sie informiert, falls Sie Stevia als Zuckerersatz in Rezepten verwenden möchten. Denn meistens ist in Rezepten das Pulver als Süßstoff notwendig.

Stevia als Pflanze

Simonsohn führt in ihrem Buch *Stevia – Sündhaft süss und urgesund* (2012) eine Reihe von Inhaltsstoffen der Stevia-Pflanze auf, die von großer und positiver gesundheitlicher Bedeutung sind. Die Auflistung wird von P. Klock, M. Klock et al. in deren Buch *Stevia – gesunde Süße selbst gemacht* (2012) gestützt:

▶ Knapp über 50 % Kohlenhydrate, die vom menschlichen Körper ohne Kalorienbelastung verstoffwechselt werden

▶ Über 15 % Faserstoffe zur Förderung der Verdauung

▶ Knapp 11 % des erläuterten Steviosids

▶ Mehr als 10 % wertvolle Pflanzen-Proteine

▶ Über 5 % wertvolle Öle mit einem gesundheitlich förderlichen Fettsäurenprofil

▶ Fast 2 % Kalium

▶ In weiteren geringeren, aber für das gesundheitliche Wohl signifikanten Mengen: Kalzium, Beta-Karotin, Chrom, Kobalt, Eisen, Magnesium, Phosphor und viele mehr

So wird der Körper bei einem regelmäßigen Konsum der Pflanze mit hochwertigen Mineralstoffen, Vitaminen, sekundären Pflanzenstoffen, Spurenelementen und Nährstoffen versorgt.

Stevia als Süßstoff – Die Stevioglykoside

Als Süßstoff hat Stevia seine vielen wertvollen Inhaltsstoffe eingebüßt, da nur noch die Stevioglykoside vorliegen. Daraus entsteht letzten Endes ein Pulver, welches bis 200 °C hitzestabil ist. Des Weiteren liegt die 300-fache Süßkraft des Zuckers vor. Je nach Sonneneinwirkung auf die Blätter der Pflanze, kann die Süßkraft sogar bis zu 400 Mal stärker als die des Zuckers sein. Die Löslichkeit in Wasser ist schlecht, jedoch besser bei Ethanol. Als Produkt zum Süßen von Getränken gibt es deswegen den Flüssig-Süßstoff. Bei den Steviolglykosiden liegt die empfohlene Tageshöchstgrenze bei 6,2 mg/kg Körpergewicht.

Die Vor- und Nachteile von Stevia auf einen Blick

Da Sie Stevia vornehmlich in flüssiger oder pulverisierter Form als Süßungsmittel einsetzen werden und auch die Rezepte mit diesen Stevia-Produkten arbeiten, betrachten wir im Folgenden nicht die für die Pflanze, sondern für die Süßstoffprodukte geltenden Vor- und Nachteile:

Die Vorteile:

- ▶ In geschmacklich zuträglicher Menge gesundheitlich unbedenklich

- ▶ Seit Jahrzehnten präzise erforschtes Süßungsmittel

- ▶ Vielfältige Einsatzmöglichkeiten beim Kochen und Backen

- ▶ Zahlreiche auf die einzelnen Einsatzbereiche zugeschnittene und unterschiedliche Stevia-Produkte auf dem Markt

- ▶ Kaloriengehalt liegt bei Null

- ▶ Keine negativen Auswirkungen auf den Blutzuckerspiegel, wie es beim Zucker der Fall ist

Die Nachteile:

- ▶ Nach chemischer Verarbeitung kein natürlicher Zuckerersatz mehr

- ▶ Durch die chemische Verarbeitung Verlust der vielen wertvollen Inhaltsstoffe, wie z.B. Vitamine, Mineralstoffe und sekundäre Pflanzenstoffe

Was unterscheidet Stevia vom Zucker und von den anderen Süßstoffen?

Stevia punktet in einem Vergleich mit dem Lebensmittel Zucker in vielfacher Hinsicht. In Relation zu den anderen erhältlichen Süßstoffen wiederum, sind es beim Einsatz als Süßungsmittel nur Nuancen, die Stevia unterscheiden. Wir werfen im Folgenden zunächst einen Blick auf die Unterschiede zum Zucker und abschließend auf die Unterschiede zu den anderen Süßstoffen.

Unterschiede zum Zucker: Kalorienarmut und konstanter Blutzuckerspiegel

Die Suche nach einem Ersatz für Zucker, der dessen Geschmack und Vorteile liefert, aber die Nachteile ausklammert, läuft auf Hochtouren. Nun positionieren sich die Steviolglykoside als eine der neben den anderen Süßstoffen und Zuckeraustauschstoffen vielversprechende Alternative. Aber auch ihnen gelingt es nicht, den Geschmack von Zucker eins zu eins zu ersetzen. Doch wieso geschmacklich gleichwertig, wenn die Süße von Stevia sich ebenfalls bewährt hat – und sogar mehrere Vorteile in den folgenden Bereichen bietet:

▶ Kalorienbilanz

▶ Wirkung auf den Blutzuckerspiegel

▶ Gesundheitliche Mehrwerte bei einigen Produkten

Kalorienbilanz

Die Stevia-Blätter sowie die Pflanze enthalten Kalorien. Doch da sie bereits in geringen Mengen stark süßen, tritt der Kaloriengehalt letztendlich kaum zutage. Des Weiteren muss neben der Menge der Kalorien auch die Frage danach gestellt werden, wo diese herkommen. Denn während Zucker neben seinem Kaloriengehalt sonst keinerlei Mehrwerte bietet – Stichwort „leere Kalorien" – ist dies bei der Stevia-Pflanze mit ihren wertvollen Fettsäuren sowie dem hochwertigen Eiweiß ganz anders: Die eingenommenen Kalorien werden als Teil einer gesunden Ernährung nicht negativ gewertet. Betrachten wir, fernab der Blätter und Pflanze, den Süßstoff Stevia, so resultieren aus der Einnahme der reinen Steviolglykoside keinerlei Kalorien: Also ein klarer Vorzug im Vergleich mit Zucker!

Wirkung auf den Blutzuckerspiegel

Da die Steviolglykoside keine Kohlenhydrate sind und nicht als Glukose ins Blut abgegeben werden, bleiben Auswirkungen auf den Blutzuckerspiegel erspart. Ähnlich verhält es sich bei der Pflanze: Diese enthält zwar Kohlenhydrate, doch werden diese nicht verstoffwechselt. So tragen sie weder zur Kalorienbilanz bei, noch beeinflussen sie den Blutzuckerspiegel. Schlussendlich bleibt das Auf und Ab der Blutzuckerwerte mit Heißhungerattacken als Konsequenz gänzlich erspart.

Gesundheitliche Mehrwerte bei einigen Produkten

So kryptisch, unpräzise und unzufriedenstellend die Ausdrucksweise „bei einigen Produkten" klingt, so sehr bitten wir Sie um Verständnis für diese Formulierung.

Fakt ist jedoch, dass Stevia – wie Sie bereits erfahren haben – neben der Pflanze, dem Pulver, der Flüssigkeit und den Blättern noch in einer großen Menge an Subtypen vorliegen kann. Diese bekommen Sie im übernächsten Kapitel vorgestellt, in dem Sie über den Einsatz Stevias in der Küche aufgeklärt werden. Die einzelnen Produkte hier aufzuzählen, wäre deplatziert und würde später für eine Dopplung der Inhalte sorgen. Dennoch sei bereits an dieser Stelle angedeutet – um somit den wichtigen vorteilhaften Unterschied zum Zucker adäquat zu erklären – dass es reichlich Varianten und sogar Pulver gibt, die noch einen gewissen Gehalt an Vitaminen, Mineralstoffen und weiteren gesundheitsfördernden Inhaltsstoffen enthalten. Somit zeigt sich, dass Stevia in entsprechender Produktausführung den Vorteil hat, der Gesundheit zuträglich zu wirken, was bei Zucker nie der Fall ist.

Unterschiede zu den anderen Süßstoffen

Im Grunde genommen tauchen an vielen Stellen Unterschiede zwischen den Steviolglykosiden und den anderen Süßstoffen auf. Doch ehe die Schmelzpunkte und Lösungsverhalten im Genaueren analysiert werden, halten wir es lieber etwas allgemeiner und an den entscheidenden Stellen informativ.

Zunächst steht an erster Stelle die Tatsache, dass Stevia natürlichen Ursprungs ist. Dies verhält sich bei einer Handvoll verschiedenster Süßstoffe anders. Die folgende Tabelle schafft einen Überblick (vgl. Müller, 2010):

Künstlich hergestellt	Natürlicher Ursprung
Acesulfam-K	Brazzein
Aspartam	Curculin
Cyclamat	Hernandulcin
Dulcin	Neohesperidin-Dihydrochalcon
Saccharin	Steviolgylkoside
Sucralose	Thaumatin

Bereits die Tatsache, einen Süßstoff natürlichen Ursprungs zu konsumieren, verschafft vielen Personen in der Psyche eine gewisse Entspanntheit und Unbekümmertheit. Ehe nun ein Ansturm auf die Süßstoffe natürlichen Ursprungs erfolgt: Diese sind zu großen Teilen noch nicht zugelassen – oder aber sie stellen eine sehr kostspielige Investition dar. Ein hoher Kostenfaktor ergibt sich beispielsweise bei Thaumatin, das erstens schwer zu erhalten ist, und zweitens mit Preisen von bis zu 100 Euro pro Kilogramm überrascht.

Die Steviolglykoside an dieser Stelle sind ein preiswertes Süßungsmittel natürlichen Ursprungs, was zudem bereits sehr gut erforscht ist und in einzelnen Nationen, wie beispielsweise Japan und Südkorea, bei langjährigem regelmäßigem Einsatz seine gesundheitliche Unbedenklichkeit unter Beweis gestellt hat.

Fazit zum Vergleich Stevias mit Zucker und anderen Süßstoffen

Während es in Relation zum Zucker die gesundheitlichen Vorteile sind, entpuppen sich in Relation zu den verschiedenen Süßstoffen die Kleinigkeiten als entscheidend. Letzten Endes entsteht ein Bild von Stevia bzw. den Steviolglykosiden und anderen Süßungsmitteln auf Stevia-Basis, welches den vielen negativen Gerüchten überzeugend Contra bietet – und sich nicht zuletzt für verschiedene Einsatzbereiche empfiehlt.

Weiteres Wissenswertes rund um den Zuckerersatz Stevia

Ehe die praktischen Einsatzbereiche für die Stevia-Produkte sowie die entsprechende Pflanze beleuchtet werden, setzen wir uns mit drei weiteren interessanten Fakten auseinander. Ziel ist es, das Süßungsmittel näher kennenzulernen und der Einzigartigkeit, die es ausmacht, Tribut zu zollen:

I. Stevia zur Vorbeugung von Karies

II. Stevia im Kampf gegen den mächtige Zuckerlobby und die Süßstoff-Industrie

III. Stevia in Bio-Qualität existiert nicht

Stevia zur Vorbeugung von Karies

Die positive Wirkung auf die Zahngesundheit, die Süßungsmittel ohne die fermentierenden Eigenschaften des Zuckers haben, ist bereits von den anderen Zuckerersatzstoffen bekannt. So verhält es sich auch bei Stevia. Ob in Pflanzenform oder als Süßstoff, geben sie den kariogenen Bakterien nicht das gewünschte Milieu, um schädigende Milchsäure abzubauen, wie es beim Zucker der Fall ist. Vielmehr wird sogar darüber spekuliert, Stevia könne sogar eine therapierende Wirkung bei bereits eingetretener Karies haben. Dies ist allerdings noch nicht nachgewiesen. Jedenfalls ist dieser Gedanke bei den Blättern sowie dem grünen Pulver und den Flüssig-Konzentraten aus Stevia nicht abwegig, da hier zum einen der schädigende Zuckerkonsum entfällt und zum anderen die Zähne mit Nährstoffen versorgt werden. Darunter fallen auch die wichtigen Mineralstoffe, die das Potenzial haben, die Zähne wieder zu reminalisieren. Zahnpflegemittel mit Stevia-Extrakten gibt es jedenfalls

Stevia im Kampf gegen die mächtige Zuckerlobby und die Süßstoff-Industrie

Es soll keineswegs wie ein Polit-Krimi anmuten, doch weisen viele Indizien in die Richtung, dass Stevia sowie die Steviolglykoside in allererster Linie nicht wegen der gesundheitlichen Ungewissheit einen langen Weg zur Zulassung gehen mussten bzw. müssen und ebenso die Pflanze in Misskredit geraten war bzw. ist. Vielmehr deutet vieles darauf hin, dass entscheidende Akteure gegen die Zulassung Stevias waren und sind, wie auch Hagg und Knieriemen in ihrem Buch *Stevia – Rezepte aus der Naturküche gesüßt mit reinem Stevia* (2011) erkennen. Als zentrale Hindernisse für die Zulassung der Stevia-Pflanze als Lebensmittel und den langen Weg der Steviolglykoside zur Zulassung als Süßstoff werden angeführt:

▶ Wissenschaftliche Studien rund um Marktführer Monsanto und den Süßstoff Aspartam, die ein negatives Licht auf Stevia warfen

▶ Einsatz der Zucker- und Süßstoffindustrie zur Verdrängung des Konkurrenten Stevia

▶ Trotz großer Verbreitung und Anteil an Süßungsmitteln Stevias von über 50 % in Japan keinerlei Todes- und Vergiftungsfälle, aber dennoch viel Gegenwind von behördlicher Seite

Zweifelsohne berechtigte Argumente, die einmal mehr als wissenswerter Fakt die Bedeutung und Macht des Lobbyismus auch im Bereich der Ernährung und Nahrungsmittelergänzung widerspiegeln.

Stevia-Süßstoff in Bio-Qualität existiert nicht

Hin und wieder besuchen Personen auf der Suche nach dem Stevia-Süßstoff einen Bio-Markt bzw. -Laden. Das Problem dabei ist: Steviolglykoside in Bio-Qualität existieren nicht.

Während die Pflanze durchaus den Anforderungen der Bio-Richtlinien genügen kann, ist dies bei dem Süßstoff aus zwei Gründen nicht der Fall (vgl. Flemmer & Kamp, 2013):

I. Bei vielen Stevia-Pflanzen kommen heutzutage Pestizide und Gentechnik zum Einsatz.

II. Die Gewinnung der Steviolglykoside läuft unter dem Einsatz von Fällungsmitteln und Ionenaustauschern ab, was nicht den Bio-Richtlinien entspricht.

Dieser Sachverhalt zeigt, dass der Kauf der Steviolglykoside nicht unter Bio-Qualität möglich ist. Die Pflanze oder deren Blätter sind ebenfalls nicht unbedingt absolut natürlich, da heutzutage oftmals Pestizide und Gentechnik zum Einsatz kommen. Sollten Sie streng auf Bio-Qualität achten, so kommen die Steviolglykoside für Sie nicht in Frage. Allerdings können Sie dann in speziellen Läden oder übers Internet die Pflanzen oder deren Blätter in Bio-Qualität beziehen. In der Schweiz gibt es beispielsweise eine Zertifizierung für Bio-Stevia.

Fazit: Deswegen soll es, trotz so vieler Alternativen unter den Süßstoffen, Stevia sein!

Alternativen unter den Süßstoffen sind vorhanden, doch sind die meisten von ihnen in künstlicher Form. Stevia wiederum als Pflanze und deren Blätter sind natürlich. Was die Süßstoff-Produkte aus Stevia angeht, so mögen diese mit vielfachen chemischen Prozessen gewonnen und als künstlich betitelt werden. Doch bei alledem zeigt sich, dass die Produkte dennoch gesundheitlich unbedenklich sind. Zudem eröffnen Ihnen die Stevia-Süßstoffe zahlreiche Möglichkeiten im Praxis-Einsatz; Möglichkeiten, die ohne die gesundheitlichen Nachteile des Zuckers auskommen und dafür eine starke Süße mit sich bringen, die nur einen geringen Einsatz von Stevia erfordert. So relativiert sich auch der vermeintlich hohe Anschaffungspreis für Stevia, der vielseits kritisiert wird. Zurück bleibt letzten Endes ein Süßstoff, der sich in großem Umfang als Süßungsmittel empfiehlt.

Einsatzbereiche für Stevia – Über Zulassungsschwierigkeiten, Kosmetik und Wundheilung

Es fasziniert regelrecht, in welch einer großen Menge an Produkten und bei wie vielen Einsatzbereichen Stevia in Frage kommt. Dabei spielen neben der Verwendung als Süßungsmittel sogar medizinische und kosmetische Einsatzbereiche eine Rolle. Allerdings liegt bei alledem ein Schatten über dem insgesamt beeindruckenden Werdegang Stevias mit seinen vielen Einsatzbereichen: Der Schatten, der durch die Debatte um die Unbedenklichkeit des Süßungsmittels auf der ganzen Welt geworfen wird.

Wie darf Stevia eingesetzt werden und welche Probleme gibt es bei der Zulassung?

1968 kam in Paraguay das erste Produkt auf den Markt, welches in Form von Tabletten aus den Blättern vorlag. 1973 nahmen japanische Expeditionen nahezu den gesamten Wildbestand mit nach Japan, wodurch die Wildpflanze quasi ausgestorben war. Seitdem waren es allem voran die Japaner, die das Süßungsmittel in seiner reinen Form und auch als Steviolglykosid nutzten. Zahlreiche Studien, die die Japaner zur Untermauerung der gesundheitlichen Unbedenklichkeit in Umlauf brachten, wurden vielfältig seitens der EU kritisiert, da ihnen die Objektivität fehlen würde. In der EU war der Mangel an Studien lange Zeit ein Grund dafür, weswegen Stevia und die Steviolglykoside nicht genehmigt wurden. Nach jahrzehntelangem Hin und Her erfolgten die ersten Zulassungen der Steviolglykoside als Süßstoff in der Schweiz und in Frankreich. Die Gutachter der europäischen Behörde für Lebensmittelsicherheit (EFSA) stuften Stevia als unbedenklich ein, doch reichte dies immer noch nicht für eine europaweite Zulassung (vgl. Müller, 2010). Im Dezember 2011 schließlich erfolgte innerhalb der EU die Zulassung.

In anderen Ländern sieht die Sachlage anders aus:

▶ Paraguay: Seit 2005 sogar als Lebensmittel zugelassen

▶ Japan: Seit Jahrzehnten zugelassen und mit einem jährlichen Konsum von mehreren Tausend Tonnen Höchstkonsument

▶ USA: Als Nahrungsergänzungsmittel innerhalb süßer Produkte, wie Tees und Fertigware, zunächst erlaubt, aber gezielt als Lebensmittel oder Süßstoff nicht. Mittlerweile auch als Süßstoff zugelassen.

▶ Schweiz: Prinzipiell waren nur Kräutertees mit Stevia unter bestimmten Auflagen zur Kennzeichnung zugelassen, doch ein Gesetzt besagt, dass in der Schweiz Stoffe verkauft werden dürfen, die nicht ausdrücklich verboten sind. Da Stevia und die Steviolglykoside nicht ausdrücklich verboten waren, fand man in der Schweiz genug entsprechende Produkte in Apotheken, Reformhäusern sowie Drogerien. Seit 2014 sind Stevia sowie die Steviolglykoside zugelassen.

In Deutschland wurde bereits vor der EU-weiten Zulassung 2011 im Jahre 2010 per Gerichtsurteil einzelne Genehmigungen für den Gebrauch als Lebensmittelzusatzstoff (bspw. in Produkten wie Joghurts) erwirkt. Doch erst 2011 erfolgten der Einsatz als Süßstoff und die offizielle Zulassung.

Allerdings war Stevia bereits vorher, verpackt in anderen Produkten, beispielsweise zur kosmetischen Anwendung, sehr beliebt und im Einsatz.

Stevia bei Hautproblemen und in der Kosmetik

Simonsohn (2012) führt vier Rezepte auf, im Rahmen derer Stevia zur Hautpflege verwendet werden kann. Dabei gibt es Rezepte für trockene, unreine und fettige Haut sowie gegen Falten. Da die ersten drei Rezepte einfach und schnell beschrieben sind, sollen sie hier kurz aufgeführt werden. Das Rezept gegen Falten hingegen würde den Rahmen dieses kurzen Abschnitts sprengen. Nach der Vorstellung der drei Rezepte wird darauf eingegangen, worin das Potenzial Stevias bei Hautproblemen verborgen liegt.

Maske gegen Hauttrockenheit

1. Quark, Olivenöl, Eigelb von Bio-Eiern und einige Tropfen Stevia-Extrakt oder grünes Stevia-Pulver miteinander vermischen.
2. Anschließend die entstandene Masse aufs Gesicht auftragen.

Maske gegen Hautunreinheiten

1. Ananas- oder Papayasaft möglichst frisch auspressen.
2. Quark, einige Tropfen Stevia-Extrakt sowie grüne Heilerde (ausschließlich aus der Apotheke) zum Saft hinzugeben und vermengen.

3. Schließlich die Masse auf dem Gesicht verteilen.

Maske gegen fettige Haut

1. Gurkensaft möglichst frisch auspressen.
2. Dem Gurkensaft Quark und ein paar Tropfen Stevia-Extrakt oder grünes Stevia-Pulver beimischen.
3. Zum Schluss die Maske auf dem Gesicht auftragen.

Hinweis!

Bereits an dieser Stelle werden Sie – wie zuvor angekündigt – mit einem Stevia-Produkt, nämlich dem grünen Pulver, konfrontiert, welches die wertvollen pflanzlichen Inhaltsstoffe nach wie vor enthält.

Wichtig ist, dass Sie bei den Rezepten die empfohlenen Stevia-Produkte konsequent verwenden. Wenn beispielsweise davon die Rede ist, grünes Stevia-Pulver zu nehmen, dann nutzen Sie ausschließlich dieses und nicht das weiße Pulver und somit die Steviolglykoside. Denn letztere haben keinerlei wertvolle Inhaltsstoffe. Exakt an dieser Stelle kommt nämlich der für die Haut vorteilhafte Effekt zustande: Wenn Stevia mit ihren wertvollen Inhaltsstoffen auf dem Gesicht aufgetragen wird, dann diffundieren mit der Dauer die Stoffe durch die oberen Hautschichten und gelangen bis in die tiefsten Schichten. Dort ernährt sich die Haut und kann Probleme, die infolge des Mangels an bestimmten Nährstoffen aufgetaucht waren, kompensieren. Dabei handelt es sich selbstverständlich um kein Wundermittel, weswegen bei ernsthaften Problemen stets der Arzt zu konsultieren ist.

Stevia gegen Candida und Pilzbefall sowie in der Wundheilung

Eine Folge des hohen und regelmäßigen Zuckerkonsums ist dies weitläufig unbekannt. Es handelt sich dabei um das erhöhte Risiko für Pilzbefall. Grund dafür ist, dass Pilze, wozu insbesondere Candida Albicans als Subtyp gehört, vom Zucker angezogen werden. Nun ist allein der Zuckerkonsum für eine starke Herausbildung von Pilzbefall meistens bei Säuglingen und Diabetikern ein häufiges Risiko. Doch daneben gibt es einige weitere verstärkende Faktoren, die in Kombination mit hohem Zuckerkonsum die Wahrscheinlichkeit von Pilzbefall steigern (vgl. Simonsohn, 2012):

▶ Seelische Belastungen

- ▶ Längere Einnahme von Verhütungsmitteln

- ▶ Antibiotika-Behandlung

- ▶ Stress

- ▶ Zytostatika-Behandlung

Ein Pilz im Organismus birgt das Risiko depressiver Geistesverfassungen und chronischer Müdigkeit. Des Weiteren besteht das Risiko einer Streuung auf die Organe und schlimmstenfalls ernster gesundheitlicher Probleme, die bis zum Tode führen können.

Grundsätzlich werden in solchen Situationen von Ärzten zuckerreduzierte Diäten empfohlen. Diese einzuhalten, ist bereits ein wichtiger Schritt in Richtung einer Genesung. Im Rahmen solcher Diäten erweist sich der Konsum bestimmter Lebensmittel, die die Ausbreitung des Pilzes eindämmen, als vorteilhaft. Zu diesen Lebensmitteln zählen u.a. Papayasamen, Ananas und Stevia! Hiermit sind allerdings nicht die Steviolglykoside, sondern die Pflanze sowie deren Blätter und weitere Produkte, die die Vitamine und weiteren Wirkstoffe der Pflanze noch enthalten, gemeint. Obendrein bietet Stevia den Personen, die auf einer Anti-Pilz-Diät sind, die ersehnte Süße.

Auch in Sachen Wundheilung, Akne, Ekzeme sowie Schuppenflechte überzeugt Stevia mit Potenzial zur Verbesserung des Zustandes.

Stevia in der Diät sowie bei Diabetikern

Nicht zuletzt soll hier der Fall erwähnt werden, durch den Einsatz von Stevia als Süßungsmittel anstelle des Zuckers Diäten ohne den Verzicht auf Süßes durchzuführen. So ist die Erfolgswahrscheinlichkeit höher. Insbesondere Diabetiker, die Süßes meistens ihr Leben lang gewohnt sind, erhalten durch Stevia die Möglichkeit, Süßes ohne das Risiko von Unter- bzw. Überzuckerungen zu konsumieren. Doch wie Stevia speziell in eine Diät integriert werden kann, wird im übernächsten Kapitel anhand verschiedenster Ernährungsformen genau vorgestellt.

Fazit: Vielfältige Einsatzbereiche in Industrie und bei Eigennutzung!

Stevia offenbart einerseits in der Industrie vielfältige Einsatzbereiche. Nicht umsonst gibt es Kosmetikartikel, Zahnpasta und weitere Produkte, die auf Stevia basieren oder dieses in signifikanten Mengen enthalten. Doch was besonders beeindruckt, ist die Tatsache, dass Sie Stevia andererseits bereits selbst auf die verschiedensten Weisen verarbeiten können. Dies hat sich in diesem Kapitel in den Rezepturen für Gesichtsmasken gezeigt und spiegelt sich im nächsten Kapitel in der Nutzung als Süßstoff in der Küche wider. Exakt dort beginnt der eigentliche Einsatz Stevias durch Sie, um erfolgreich und ein für alle Mal dem Zucker zu entsagen.

Praktischer Einsatz von Stevia in der Küche

Nun beginnen die letzten drei Kapitel dieses Buches, die nicht mehr nur Stevia in den Vordergrund stellen, sondern auch Sie. Dabei widmen wir uns an dieser Stelle den Grundlagen, die beim Einsatz Stevias in der eigenen Küche zu beachten sind. Von der Anschaffung über die verschiedenen Produkte und deren Einsatzbereiche bis hin zu weiteren interessanten Infos, die Ihnen verschiedene Perspektiven beim Umgang mit dem Zuckerersatz Stevia erschließen. Dabei werden Sie merken: Stevia bringt durch die verschiedenen Produkte, in denen es vorliegen kann, eine enorme Vielfalt an Einsatzmöglichkeiten in der Küche mit sich. Erkunden Sie Ihre Spielräume, ehe es mit dem Start in die Diät ohne Zucker und den Rezeptvorschlägen in den folgenden Kapiteln ans Eingemachte geht.

Wo ist Stevia erhältlich?

Hier trennen sich die Wege der verschiedenen Stevia-Produkte. Es wurde bereits erwähnt, dass Sie neben den Steviolglykosiden, dem Flüssig-Süßstoff sowie der Pflanze noch weitere Stevia-Produkte vorgestellt bekommen. Es wurden verschiedene Produkte geschaffen, damit Sie als Verbraucher eine möglichst große Auswahl sowie reichlich Optionen zur Verwendung im Alltag haben. Alles in allem gibt es die folgenden verschiedenen Produkte (vgl. Flemmer & Kamp, 2013):

- ▶ Stevia-Pulver (Steviolglykoside)

- ▶ Stevia-Tabs

- ▶ Flüssige Stevia-Konzentrate

- ▶ Grünes Stevia-Pulver

- ▶ Getrocknete Steviablätter

Stevia-Pulver

Hier liegen die Steviolglykoside vor, die der reguläre Zuckerersatz im Rahmen von Rezepten sind. Bisher wurde von einer Süßkraft gesprochen, die die des Zuckers um das 300-fache übersteigt. Ebenso gibt es allerdings Produkte, die auf das 450-fache kommen. Diese bestehen dann ausschließlich aus Rebaudiosid A. Dann kommen in der groben Rangfolge die reinen Steviolglykoside ohne Füllstoffe mit der 300-fachen Süßkraft. Abschließend gibt es noch weitere Abstufungen, die allerdings mit Füllstoffen sind. Dabei sind Füllstoffe per se nichts Schlechtes, sondern zur Reduktion der Süßkraft gedacht.

> ### Tipp!
>
> Sollten Sie Stevia-Pulver ohne Füllstoffe kaufen, ist es wichtig, dass Sie darauf achten, dass eine Reinheit von mindestens 95 % gegeben ist. Alles andere wäre auch gesetzlich strafbar, doch insbesondere beim Internet-Kauf steht Vorsicht an oberster Stelle. Eine Reinheit von 95 % ist dann gegeben, wenn der Gehalt der Steviolglykoside mit 95 % angegeben ist. Des Weiteren sollte auf der Verpackung stehen, dass das Produkt keine Füllstoffe und sonstigen Inhaltsstoffe enthält.

Stevia-Tabs

Stevia-Tabs sind klein und in Tablettenform. Der Grundgedanke hinter diesem Produkt ist, dem Verbraucher die Dosierung zu vereinfachen. Die Stevia-Tabs sind so angepasst, dass sie einer bestimmten Menge an Zucker entsprechen. Sollte beispielsweise auf der Verpackung stehen, dass ein Tab zwei Zuckerwürfeln entspricht, dann sind Sie informiert, können die Menge der Stevia-Tabs direkt Ihrer bisherigen Zuckermenge anpassen und werden keinerlei Süße vermissen. Allerdings sind die Stevia-Tabs hauptsächlich dazu gedacht, für Heißgetränke verwendet zu werden. Beim Backen und beim Kochen lassen sie sich in der Regel nicht mit den sonstigen Zutaten vermischen. In Kaltgetränken wiederum lösen sie sich kaum auf. Folglich sind Stevia-Tabs jedoch zum Süßen von Kaffee, Tee und Kompott eine sehr sinnvolle Alternative.

Flüssige Stevia-Konzentrate

Die flüssigen Stevia-Konzentrate haben den Vorteil, dass sie die sekundären Pflanzenstoffe und einige weitere Inhaltsstoffe der Pflanze enthalten. Auf diesem Wege eignen sie sich – wie bereits im letzten Kapitel erwähnt – zur Hautpflege und ebenso zu weiteren kosmetischen Anwendungszwecken. Beim Süßen wiederum bringen sie, je nach Produkt, einen unterschiedlich hohen Gehalt an gesundheitlichem Mehrwert neben der Süße mit sich. Studieren Sie stets die Liste der Inhaltsstoffe, da zur Optimierung der Haltbarkeitsdauer den Flüssig-Süßstoffen weitere Inhalte zugegeben werden, wie beispielsweise Alkohol oder Zitronensäure.

Grünes Stevia-Pulver

Auch das grüne Stevia-Pulver bringt die wertvollen Inhaltsstoffe der Stevia-Pflanze mit sich. Dies liegt daran, dass dieses Pulver aus zermahlenen Stevia-Blättern besteht.

Getrocknete Stevia-Blätter

Diese lassen sich direkt zum Kaffee oder Tee verwenden oder aber dienen zur Herstellung des eigenen grünen Pulvers. In diesem Fall müssen Sie nur die Blätter in einem entsprechenden Gerät oder einer Mühle zermahlen. Anschließend erschließen sich mit dem Pulver neue Einsatzbereiche in der Küche, die Sie im weiteren Verlauf dieses Kapitels vorgestellt bekommen.

Wo lassen sich denn nun die verschiedenen Produkte kaufen?

Der Übersicht der vielen Produkte folgt nun ein transparenter Überblick, wo welche Produkte erhältlich sind:

- ▶ Steviolglykoside – eine Reinheit von Minimum 95 % vorausgesetzt – lassen sich in Supermärkten, im Internet und bei weiteren Verkäufern legal erwerben. Dies gilt auch für die Stevia-Tabs sowie die Flüssig-Konzentrate.

- ▶ Stevia-Blätter und grünes Stevia-Pulver waren früher ausschließlich in Bayern legal erhältlich, da zwei Firmen sich das alleinige Recht zum Verkauf erkämpft hatten. Heute gilt dasselbe wie für Steviolglykoside.

- ▶ Stevia-Pflanzen sind in Gärtnereien, bei spezialisierten Märkten sowie Internethändlern zum Kauf erhältlich.

Nehmen Sie sich beim Kauf im Internet allerdings ganz besonders in Acht. Hier gibt es leider eine Vielzahl an schwarzen Schafen, die Kohlsuppenkapseln mit Stevia oder gestrecktes Stevia anbieten und damit die Verbraucher täuschen. Insbesondere auf Portalen wie Ebay und einiger Internet-Shop-Ketten soll dies der Fall sein (vgl. Simonsohn, 2012). Es empfiehlt sich also der Kauf vor Ort oder der Bezug von zertifizierten Unternehmen aus der Schweiz oder Bayern.

Wofür lässt sich welches Produkt verwenden?

Nun haben Sie eine Vielzahl verschiedener Produkte kennengelernt, die allesamt ihre charakteristischen Eigenschaften haben und nochmals die Einzigartigkeit der Pflanze betonen. Sie lässt sich zu einer Vielfalt an Produkten verarbeiten, die die Küche auf eine im Vergleich zum Zucker komplett neuartige Weise bereichern. Doch wo lässt sich welches Produkt einsetzen? Die folgende Tabelle auf Basis der Erkenntnisse von Flemmer & Kamp in ihrem Buch *Stevia – Die gesunde und kalorienfreie Zuckeralternative* (2013) liefert an dieser Stelle die notwendigen Infos für den Einsatz in der Küche:

Typ	Einsatzbereiche	Geschmack
Stevia-Pulver (Steviolglykoside)	▶ Nahezu uneingeschränkte Einsatzbereiche, sowohl beim Backen als auch Kochen ▶ Lediglich Baisers, Biskuits und Krokant ist nicht möglich, da Stevia nicht karamellisiert und dem Teig kein Volumen gibt	Leicht Lakritz-artig
Stevia-Tabs	▶ Zum Süßen heißer Getränke ▶ Beim Kochen bestimmter Speisen, wie z.B. Pudding und Kompott ▶ Bei kalten Getränken sowie beim Backen unbrauchbar	Geringes Lakritz-Aroma
Flüssige Stevia-Konzentrate	▶ Es gilt dasselbe wie bei den Steviolglykosiden in Pulverform ▶ Kosmetische Anwendungsbereiche	Leicht Lakritz-artig
Grünes Stevia-Pulver	▶ Vergleichbar mit den Steviolglykosiden, allerdings mit weitaus geringerer Süßkraft ▶ Kosmetische Anwendungsbereiche	Lakritz-Aroma
(Getrocknete) Stevia-Blätter	▶ Zum Süßen heißer Getränke ▶ Fein gehackt auch für Salate und Gemüse zur Würzung einsetzbar	Bei getrockneten Blättern normales Lakritz-Aroma, bei frischen stark verstärkt

Welche Dosierung für welches Produkt?

In Sachen Dosierung werden Sie in der Regel durch die Produktverpackungen gut aufgeklärt. Dabei bringen beispielsweise die Stevia-Tabs den großen Vorteil mit sich, dass sie direkt an die Süßkraft des Zuckers angepasst sind und besonders transparente Anweisungen zur Dosierung geben.

Bei den Stevia-Blättern wiederum handelt es sich um eine Geschmackssache, die ungefähr mit der Würzung durch andere Kräuter, wie Basilikum und Petersilie verglichen werden kann. Aus eigener Erfahrung entscheiden Sie irgendwann, wie viele fein gehackte Blätter in den Salat kommen sollen. Ebenso funktioniert der Einsatz des grünen Stevia-Pulvers nach dem Trial-&-Error-Prinzip: Fühlen Sie bei den Rezepten durch das Probieren und Abschmecken an die ideale Menge vor.

Bei den Stevia-Konzentraten ist die Sachlage abhängig vom Produkt, sodass keinerlei konkrete Hinweise gegeben werden können. Hierzu informieren Sie sich am besten auf der Produktverpackung.

Was nun die Steviolglykoside angeht, so nähern wir uns anhand der Annahme, sie würden ein Produkt mit 300-facher Süßkraft im Vergleich zum Zucker vorliegen haben, an die Sache heran. Mit dieser Annahme ergeben sich folgende Dosierungsempfehlungen (vgl. Flemmer & Kamp, 2013):

Zucker	Menge des Stevia-Pulvers
20 Gramm	1 Messerspitze
60 Gramm	½ gestrichener Teelöffel
120 Gramm	1 gestrichener Teelöffel

Tasten Sie sich insbesondere am Anfang beim Stevia-Pulver mit geringen Dosen heran, da hier die starke Süßkraft tendenziell schnell unterschätzt wird.

Bis hierhin: Die wichtigsten Erkenntnisse zum Einsatz von Stevia in der Küche

Selbstverständlich werden Sie mit den zehn Rezepten in diesem Buch noch einen intensiveren und konkreteren Praxisbezug zum Einsatz Stevias in der Küche erhalten. Doch in diesem Kapitel geht es zunächst darum, sich über die Möglichkeiten und Spielräume zu vergewissern. Diese zeigen, dass Stevia nahezu alle Einsatzmöglichkeiten, die auch der Zucker eröffnete, abdeckt. Was Biskuits und Baisers sowie Krokant angeht, die mit Stevia nicht möglich sind, werden Sie sich in Verzicht üben müssen. Dies sollte angesichts der vielen anderen kreativen Süßwaren mit Stevia-Gehalt allerdings kein Problem sein. Was zudem auffällt, ist der Eigengeschmack Stevias. Zahlreiche Personen mögen bei der Bezeichnung „Lakritz-Aroma" womöglich aufgesprungen sein. Doch es handelt sich um eine näherungsweise Beschreibung, der anzufügen ist: Stevia hat einen Eigengeschmack, der leicht bitter ist, aber über den die Süße nach einiger Eingewöhnungszeit gut hinwegtäuscht. Lassen Sie sich daher unvoreingenommen auf Stevia ein. Des Weiteren kommen wir zur Erkenntnis, dass Stevia gar nicht so teuer ist, wie vielseits behauptet wird. Würde man den Preis für eine bestimmte Menge an Zucker mit derselben Menge an Stevia vergleichen, so würde sich ein klares Bild zugunsten des Zuckers ergeben. Doch Achtung: Aufgrund der stärkeren Süßkraft von Stevia muss weitaus weniger davon verwendet werden. Bereits die Tabelle weiter oben hat die Dimensionen eindrucksvoll und unmissverständlich illustriert: Auf 120 Gramm Zucker entfällt ein gestrichener Teelöffel Stevia! Das bedeutet, dass Sie durch den Ersatz des Zuckers durch Stevia sogar Geld sparen. Ein Grund mehr, sich auf das Experiment „Zuckerersatz Stevia" zumindest einige Wochen lang einzulassen.

Do it Yourself! Wie Sie Stevia selbst pflanzen und verarbeiten

Da einige Personen neben dem Kochen auch eigene Gemüse- und Obstsorten anbauen, dürfte zuletzt die Betrachtung der eigenen Pflanzenaufzucht interessant sein. So kommen Sie der Faszination „Stevia" noch viel näher und können sich im Anschluss bei der Verwendung und eigenen Verarbeitung der Pflanze der Natürlichkeit sicher sein. Goettenmoeller & Lucke beschreiben in ihrem Werk *Stevia – Das süße Blatt* (2008) den Weg Stevias vom Garten auf den Tisch. Dabei nehmen sie Bezug auf die verschiedenen Anbauarten – ob im Garten oder als Zimmerpflanzen – und auf die Verhältnisse in verschiedenen Klimazonen. Da eine derart genaue Anleitung den Rahmen dieses Abschnitts sprengen und am Hauptthema vorbeizielen würde, erhalten Sie im Folgenden lediglich eine grundlegende Anleitung, mit der Sie bereits sehr gut Stevia-Pflanzen züchten können. Denn eines sei bei alledem gesagt: Die Stevia-Pflanze ist äußerst anspruchslos und somit umgänglich. Dies ermöglicht eine einfache Aufzucht.

Das brauchen Sie

Möchten Sie Stevia anbauen, dann benötigen Sie in erster Linie Kompost, der die Pflanze optimal mit Nährstoffen versorgt. Diesen Kompost können Sie einerseits fertig kaufen. Andererseits aber wissen eingefleischte Gärtner, dass eigens hergestellter Kompost, am besten mit dem Zusatz spezialisierter Kompostwürmer, einen besonders großen Nutzen entfaltet. Für den eigenen Kompost gehen Sie wie folgt vor:

▶ Platzieren Sie in Ihrem Garten zwei Kompoststellen, die Sie mit Holzplanken oder Ziegelsteinen umranden. Achten Sie dabei zu allen Seiten auf eine Luft- und somit Sauerstoffzufuhr.

▶ Sollten Sie Zimmerpflanzen halten, genügen kleinere Kompostbehälter aus Plastik, die Sie für eine Luftzufuhr löchern.

▶ Werfen Sie in den Kompostbehälter organisches Material und dann täglich Ihren Bio-Abfall hinein. Bedecken Sie den Abfall stets mit etwas organischem Material.

▶ Sollte es nicht regnen, wovon innerhalb Ihrer eigenen vier Wände bei der Haltung von Zimmerpflanzen auszugehen ist, dann wässern Sie Ihren Komposthaufen alle paar Wochen.

▶ Mischen Sie den Inhalt gelegentlich durch, während er mehrere Monate reift.

Gegenüber fertig gekauftem Kompost ist dies der langwierige, jedoch effektive Weg. Anschließend benötigen Sie für den Stevia-Anbau Boden bzw. Erde und die Pflanze an sich.

Boden richtig präparieren

Ein harter, brockenartiger und hoch lehmhaltiger Boden ist kein gutes Milieu für den Anbau von Stevia. Stattdessen ist ein weicher Boden erforderlich, der zudem nährstoffreich ist. Für das Reichtum an Nährstoffen sorgt der Kompost, den Sie in den Boden einarbeiten sollten und auch um bereits bestehende Pflanzen streuen können.

> *Tipp!*
>
> „Grüner Dünger" ist gegeben, wenn Sie zunächst eine Pflanzenart anpflanzen und diese dann bei der Stevia untergraben. So sind beispielsweise untergrabene Hülsenfrüchte sowie einjähriger Roggen als grüner Dünger zur Verbesserung der Bodenbeschaffenheit empfehlenswert. (vgl. Goettemoeller & Lucke, 2008)

Samen vermeiden – Stecklinge oder direkt die Pflanzen einpflanzen

Aufgrund der hohen Preise wird allgemein vom Streuen der Samen abgeraten. Stattdessen gibt es eine Reihe an Händlern im Internet, die den zuverlässigen Versand der Pflanze gewährleisten. Ob Samen oder Pflanze: Achten Sie beim Einpflanzen darauf, dass Sie einen Ort aussuchen, an dem die Stevia-Pflanze viel Sonne bekommt. Sollte Hochsommer herrschen und sollten über den Tag verteilt konstant hohe Temperaturen mit viel Sonneneinstrahlung vorhanden sein, ist empfohlen, zwischendurch für einige Stunden für Schatten zu sorgen.

Pflege der Pflanzen

Nehmen Sie bei der regelmäßigen Bewässerung Rücksicht darauf, dass es zu keinem Wasserstau kommt. Das Wasser sollte maximal 15 Zentimeter tief in den Boden eindringen. Achten Sie des Weiteren darauf, dass nicht die Blätter nass werden, sondern nur die Erde rund um die Pflanzen herum.

Da die Stängel der Stevia ab einer bestimmten Höhe zum Abbrechen neigen, ist sicherzustellen, dass aber einer Länge zwischen 20 und 30 Zentimetern die Stängel um knapp 10 Zentimeter beschnitten werden. So wird auch das Verzweigen der Pflanze angeregt.

> **Hinweis!**
>
> Aus der Empfindlichkeit der Stängel resultiert zugleich, dass sie am besten an nicht windigen Orten aufgehoben sind. Sollte dennoch Wind aufkommen, ist insbesondere im Falle starker Stürme ein Windschutz empfohlen.

Erntezeit ist süße Zeit

Meistens fängt die Pflanze im Spätsommer oder Herbst zu blühen an. Sollten Sie eine Pflanze mehrjährig züchten, dann lassen Sie davon mehr als zehn Zentimeter stehen. Nach der Ernte hängen Sie die Stängel mit den Blättern kopfüber auf. Ist alles gut durchgetrocknet, können Sie die Blätter abziehen. Die Stängel werden aufgrund ihres äußerst eigenen Geschmacks in der Regel entsorgt. Sollten Sie die Blätter lagern wollen, so tun Sie dies unter luftdichtem Verschluss bei normaler Raumtemperatur ohne direkten Sonneneinfluss.

Die Weiterverarbeitung

Von den Blättern aus haben Sie alle Möglichkeiten, die Stevia-Pflanze weiterzuverarbeiten. Neben der Trocknung der Blätter können Sie auch frische Blätter nutzen. Zudem ist es Ihnen möglich, die getrockneten Blätter mittels einer Kaffeemühle oder durch einen Mixer zu grünem Stevia-Pulver zu vermahlen. Auch können Sie selbst ein flüssiges Konzentrat aus Stevia gewinnen (vgl. P. Klock, M. Klock et al., 2012):

1. Zu Beginn Blätter von Stängeln trennen und fein zerschneiden.
2. In einen Topf geben und Wasser hinzufügen, bis die Blätter durch das Wasser komplett bedeckt sind.
3. Anschließend aufkochen und ohne Deckel weiterköcheln lassen.
4. Mit der Zeit verdampft das Wasser und es bleibt ein grün-schwarzer Saft zurück.
5. Durch ein Sieb abgießen und das Stevia-Konzentrat abkühlen lassen.
6. In ein verschlossenes Glas geben und im Kühlschrank aufbewahren.

Fazit: Von der Küche bis in den Garten hinein ist Stevia fast schon als ein kreatives Hobby zu bezeichnen

Was die Industrie mit Stevia macht, ist dem Menschen größtenteils unbekannt und nur in ungefähren Grundzügen nachzuvollziehen. Zum Glück existieren deswegen Möglichkeiten, Stevia nach Belieben selbst in der Küche einzusetzen. Dabei sind die Einsatzmöglichkeiten ebenso vielfältig wie die Produkte aus Stevia bzw. mit Stevia, die es zuhauf gibt. Was Stevia aber zweifelsohne noch mehr Besonderheitswert verschafft, sind die eigenen Anbau- und Weiterverarbeitungsmöglichkeiten. Damit kann kaum ein anderes Süßungsmittel mithalten, weswegen Stevia sich potenziell sogar als ein Hobby für Do-it-Yourself-Fans in Stellung bringt. Ihnen obliegt die Entscheidung, wie weit Sie in der Nutzung gehen. Sie haben die Gelegenheit, sich für eine einfache Nutzung zu entscheiden oder im eigenen Garten bereits mit monatelanger Arbeit am Kompost einen Grundstein zu legen. Etwas selbst anzubauen, es später auf dem Tisch liegen zu haben und sagen zu können „Das ist aus meiner Hand" ist ein faszinierender Aspekt.

Der Start in die Diät ohne Zucker

Die bisherigen Artikel haben dem theoretischen Wissensaufbau gedient, indem Sie gelernt haben, was Zucker ist, wieso er zu meiden ist, welche Alternative es gibt und wieso sich Stevia empfiehlt. Anschließend spezialisierten wir uns in der Theorie auf Stevia, wobei bereits erste Praxisbezüge aufkamen, wie z. B. die Einsatzbereiche für den Zuckeraustauschstoff sowie die Information über Läden, in denen es Stevia zu kaufen gibt. Somit wurden Sie optimal auf die Praxis vorbereitet, die nun in den letzten zwei Kapiteln des Buches erläutert wird. Speziell in diesem Kapitel erhalten Sie einen Einblick darin, wie Sie Stevia in einen Diätplan integrieren und vor allem, mit welchen Diät- und Ernährungsformen Sie den Stoff kombinieren können.

Die Basics: Elementare Regeln einer jeden Diät

Eine bestimmte Ernährungsform wird nicht automatisch durch das Weglassen von Zucker zur Diät. Anstelle dessen ist es notwendig, bestimmte Grundregeln zu beachten. Diese Regeln erfordern ein bisschen Rechenverstand und Lebensmittelkenntnisse. Glücklicherweise handelt es sich dabei um sehr grundlegende Abläufe, sodass diese schnell erklärt sind und Sie in die Diät starten können. Fangen wir deswegen ohne Umschweife mit dem Wichtigsten an.

Kaloriendefizit als Must-Have einer Diät

Eine Kalorie – korrekt gesprochen nennt man es Kilokalorie; im englischen Sprachraum ist von Joule und Kilojoule die Rede – ist eine Maßeinheit für die Energie, die unserem Körper zur Verfügung gestellt wird und die er verbraucht. Deshalb ist klar:

- ▶ Mehr essen, als man verbraucht, hat eine Gewichtszunahme zur Folge.

- ▶ Halten sich Kalorienzufuhr und -verbrennung die Waage, so wird das Gewicht gehalten.

- ▶ Ist die Kalorieneinnahme geringer als der Verbrauch, so kommt es zur Gewichtsreduktion.

Letzteres ist das Ziel: Relativ einleuchtend ist, dass der Körper bei einem höheren Kalorienverbrauch als der Einnahme die vorhandenen Reserven mobilisieren muss.

Dies sind nach dem Verbrauch der eingespeicherten Kohlenhydrate in den Muskeln und der Leber die Fettdepots.

Doch wie erfahren Sie, wie viel Sie verbrennen und wie hoch dementsprechend die Kalorieneinnahme sein muss, um abzunehmen?

Komponente Nr. 1: Der Grundumsatz

Dazu die folgende Rechenarbeit: Zunächst berechnen Sie den Grundumsatz, den Ihr Körper aufweist. Dies ist die Menge an Kalorien, die der Körper bei völliger Ruhe im unbekleideten Zustand, zwölf Stunden nach der letzten Nahrungseinnahme und bei konstanter Außentemperatur von 20 bis 28 °C verbraucht, um die Grundfunktionen des Lebens aufrechtzuerhalten. Dazu multiplizieren Sie Ihr Körpergewicht in Kilogramm mit 24 Kalorien. Sollten Sie 100 Kilogramm wiegen, würden dementsprechend 2.400 Kalorien täglicher Grundumsatz das Resultat sein. Denn: 100 Kilogramm x 24 Kalorien/Kilogramm = 2.400 Kalorien!

Komponente Nr. 2: Der Leistungsumsatz

So weit, so gut. Aber Sie üben im Laufe des Tages Aktivitäten aus, die wiederum zusätzliche Energie in Anspruch nehmen. Selbst bei anscheinend völliger Tatenlosigkeit verbrauchen Sie Energie:

- ▶ In besonders warmer und besonders kühler Umgebung braucht der Körper Energie, um die eigene Temperatur aufrechtzuerhalten.

- ▶ Ihr Stoffwechsel samt Verdauung nimmt Energie in Anspruch.

- ▶ Sie benötigen Energie für geistige Aktivitäten – allem voran das Denken beansprucht viel Leistung, da das Gehirn als zentrale Steuereinheit des Körpers ein regelrechter Kalorienfresser ist.

Alles, was über den Grundumsatz hinausgeht, wird als Leistungsumsatz bezeichnet. Für dessen Berechnung gibt es mehrere Verfahren. Das folgende ist das Einfachste:

Aktivitätslevel	Beispiele für Aktivitäten	Pauschaler Kaloriensatz
Leicht	▶ Bürojob ▶ Nur das Nötigste ▶ „Couchpotato"	1/3 des Grundumsatzes

Mittelschwer	▶ Bürojob mit gelegentlichem Gehen ▶ Häufige Erledigungen im Alltag ▶ Minimale sportliche Betätigungen	2/3 des Grundumsatzes
Schwerstarbeit	▶ Körperlich betonte Arbeit, zum Beispiel im Lager und auf dem Bau ▶ Hohes sportliches Pensum ▶ Servicekräfte und Kellner	3/3 des Grundumsatzes

Gehen wir also von unserer Person mit einem Grundumsatz von 2.400 Kalorien aus, dann ergibt sich für mittelschwere Arbeit ein Leistungsumsatz von 1.600 Kalorien, was bereits sehr hoch ist. In jedem Fall eignet sich diese Herangehensweise zur Bestimmung des Grundumsatzes, um auf einfache Weise ungefähre Anhaltspunkte zu erlangen.

Hinweis!

Eine exakte Bestimmung des Leistungsumsatzes ist nicht möglich, da jeder Tag variiert und sich durch zumindest minimal veränderte Abläufe gegenüber dem jeweiligen Vortag auszeichnet. Aus diesem Grund dient die vorgestellte Methode zur Berechnung des Leistungsumsatzes nur als erster Anhaltspunkt. Alles Weitere wird durch wöchentliches Wiegen und das Versuch-&-Irrtum-Prinzip erprobt.

Komponente Nr. 3: Der Gesamtumsatz

Beim Gesamtumsatz müssen Sie lediglich den Grundumsatz und den Leistungsumsatz durch Addition zusammenrechnen. Dies hat für unser Rechenbeispiel mit der 100 Kilogramm schweren Person, die täglich ungefähr mittelschwere Arbeit verrichtet, insgesamt einen Gesamtumsatz von 4.000 Kalorien zur Folge. Denn: 2.400 Kalorien + 1.600 Kalorien = 4.000 Kalorien.

Lassen Sie sich allerdings von dieser Zahl nicht blenden. Selten haben Personen einen so hohen täglichen Kalorienbedarf. Dies trifft größtenteils auf sehr aktive Sportler zu. In unserem Rechenbeispiel ist es lediglich zu einer so hohen Kalorienausbeute gekommen, weil der Einfachheit halber zur Berechnung ein Ausgangsgewicht von 100

Kilogramm angenommen wurde. Der durchschnittliche tägliche Kalorienbedarf für einen Erwachsenen wird – übrigens auch auf Lebensmittelverpackungen häufig – mit 1.900 bis 2.000 Kalorien pauschal angegeben.

Wussten Sie schon?

Frauen haben bei gleichem Körpergewicht durchschnittlich einen geringeren Kalorienbedarf als Männer. Dies liegt daran, dass Männer hormonell bedingt einen höheren Muskelanteil zu verzeichnen haben. An dieser Stelle gilt es nun zu wissen, dass Muskeln zusätzlich Kalorien verbrennen und somit den Grundumsatz steigern. Also ist Training, welches zum Muskelaufbau führt, eine sehr gute Möglichkeit, die Diät durch eine Steigerung des Grundumsatzes zu beschleunigen.

Wie hoch muss nun das Kaloriendefizit bei einer Diät sein?

Nun – nach der ganzen Rechenarbeit – fehlt als letzter Bestandteil nur noch die Bestimmung, wie hoch das Kaloriendefizit ausfallen soll. Da pauschale Angaben schwer sind und der errechnete Gesamtumsatz keine Garantie für eine Richtigkeit hat, ist an dieser Stelle meistens ein Herantasten notwendig. Gehen Sie deswegen wie folgt vor:

1. Sollten Sie bis zu 2.500 Kalorien täglich benötigen, dann starten Sie mit einem Defizit von 500 Kalorien. Nehmen Sie also 500 Kalorien weniger zu sich als verbraucht werden. Höhere Defizite beinhalten die Gefahr einer Mangelernährung. Benötigen Sie hingegen über 2.500 Kalorien täglich, dann starten Sie mit einem Defizit von 1.000 Kalorien. Aufgrund der nach wie vor hohen Kalorienmenge ist eine Mangelernährung ausgeschlossen.
2. Wiegen Sie sich nach einer Woche: Wenn Sie knapp 1 Kilogramm abgenommen haben, dann machen Sie alles richtig. Sollten Sie jedoch kaum oder gar nicht abgenommen haben, müssen Sie das Kaloriendefizit steigern.
3. Vergessen Sie nicht, Ihren Kalorienbedarf nach jeder Woche neu zu errechnen. Sollten Sie drei Kilogramm abgenommen haben, ist Ihr Grundumsatz nämlich geringer.

Fazit: Leichteste Rechenarbeit und regelmäßiges Wiegen als Kontrollfaktoren

Eine gelungene Diät erfordert immer – egal, ob durch zuckerreduzierte Ernährung oder mit Detlev D! Soost bei I-make-you-sexy.com – ein Kaloriendefizit. Was nun nach viel Rechenarbeit aussehen mag, ist es keineswegs. Es sind lediglich drei Rechenvorgänge mit Operatoren (Addition, Division & Multiplikation), die bereits zu Grundschulzeiten erlernt werden. Sobald Sie diese Rechenvorgänge durchgeführt haben, legen Sie das Defizit fest, mit dem Sie arbeiten möchten, wobei zwischen 500 und 1.000 Kalorien tägliches Defizit angemessen sind. Sie wiegen sich zu Beginn und nach einer Woche. Nicht zwischendurch, da Schwankungen auftauchen können. Beachten Sie zudem, dass Sie sich idealerweise immer morgens auf nüchternen Magen wiegen!

Die Lebensmittelauswahl: Warum nicht jede Diät gesund ist.

Das Kaloriendefizit allein ist allerdings nur die halbe Miete. Die Auswahl der Lebensmittel hat im Rahmen einer Diät ebenfalls eine enorme Bedeutung. Mit Sicherheit wäre auch eine Diät möglich, die nur auf McDonald's-Ernährung basiert. Doch spätestens der Film „Supersize Me" (2002) von und mit Morgan Spurlock in der Hauptrolle dürfte gezeigt haben, welch fatale Folgen die Auswahl der falschen Lebensmittel hat. Zwar war sein Ziel keine Diät, sondern vielmehr eine einmonatige Fressorgie, doch drang im Film durch, wozu es bei einer einseitigen Ernährung mit falscher Lebensmittelauswahl – ob Diät oder Fressorgie – kommen kann:

▶ Vitaminmangel

▶ Schädigungen der Gefäße mit Folge von Herz-/Kreislauferkrankungen

▶ Niedergeschlagenheit & Depressionen

Der Film stellt zwar ein Extrembeispiel dar, welches allem voran zu damaliger Zeit weltweit Aufsehen erregte und die Fast-Food-Ketten unter Druck setzte, jedoch illustriert er, dass Ernährung Abwechslung und Vielfalt auf Basis gesunder Lebensmittel bedarf!

Doch was sind gesunde Lebensmittel?

Die Antwort darauf ist kaum allgemeingültig und einheitlich zu geben. Aber es lassen sich dafür mehrere Lebensmittel klar ausschließen:

▶ Lebensmittel mit hohem Zuckergehalt: Dies ist für Sie zum Glück kein Thema, da Sie eine zuckerreduzierte Diät durchführen werden. Zudem erwartet Sie im kostenlosen Bonusmaterial – passend zu diesem Buch – eine umfangreiche Aufklärung über Zuckerfallen.

▶ Gehärtete und industriell verarbeitete Fette: Hier ergibt sich das Problem, dass die Fette einen sehr hohen Schmelzpunkt haben und sich im Körper deswegen vermehrt in den Gefäßwänden ansiedeln. Dies erhöht das Risiko lebensgefährlicher Gefäßerkrankungen.

▶ Lebensmittel mit einem hohen Gehalt an gesättigten Fettsäuren: Einige gesättigte Fettsäuren weist nahezu jedes Lebensmittel auf. Doch problematisch wird es, wenn diese zum Großteil enthalten sind. Für den Körper am gesündesten sie ungesättigte und darunter vor allem die mehrfach ungesättigten Fettsäuren.

Dies sind die allerwichtigsten Regeln, die es zu beachten gilt. Dadurch fallen bereits mehrere Lebensmittel aus dem Raster:

▶ Margarine

▶ Schweinefleisch (mit Ausnahme des mageren Anteils)

▶ Fertigessen

▶ Süßigkeiten

▶ Kuchen

▶ Limonaden, Eistees, Fruchtsäfte und andere Getränke mit einem hohen Zuckergehalt

▶ Pommes Frites bzw. allgemein Frittiertes sowie auch Paniertes

▶ Fast Food

Dort, wo sich Türen schließen, öffnen sich bekanntlich jedoch neue. Somit sind wiederum mehrere Lebensmittel erlaubt, die für die Gesundheit von hohem Wert sind:

▶ Pflanzliche Fette & Öle

▶ Nüsse & Samen

▶ Gemüse

▶ Obst (aufgrund des Fruktose-Gehalts in Maßen)

▶ Fisch (sowohl fettarm als auch fettreich)

▶ Mageres Fleisch

▶ Zuckerarme Getränke

▶ Die meisten Milch- und Milchprodukte

▶ Eier

Wir lernen...

Die Auswahl der Lebensmittel definiert den gesundheitlichen Wert einer Diät. Dabei sind möglichst unverarbeitete und natürliche Lebensmittel der Hinweis auf einen Mehrwert für den Organismus, während die Auswahl verarbeiteter und mit Zucker angereicherter Lebensmittel das Risiko von Vitaminmangel und diversen anderen Mangelerscheinungen sowie Beschwerden und Erkrankungen des Körpers steigert. Darüber hinaus gibt es immer mehr Erkenntnisse der Wissenschaft, dass ungesunde Ernährung aufgrund von Auswirkungen auf den menschlichen Hormonspiegel dazu führen kann, dass sogar trotz eines Kaloriendefizits eine Gewichtszunahme erfolgt! Es ist somit unter allen Gesichtspunkten eine wohl durchdachte Wahl der Lebensmittel empfehlenswert.

Was die Lebensmittelauswahl angeht, so werden Ihnen die folgenden Abschnitte in diesem Kapitel noch eine große Hilfe sein. Im Klartext erwartet Sie direkt im Anschluss ein 14-Tage-Plan als Beispiel für eine Diät. Hier werden Sie beispielhaft sehen, wie Sie eine zuckerreduzierte Diät aufbauen können. Daraufhin werden Ihnen in diesem Kapitel fünf Ernährungsformen vorgestellt. Hier werden Sie zum Teil ebenfalls Lebensmittel-Vorschläge erhalten und sich eventuell sogar für eine der Ernährungsformen begeistern lassen. Somit sollte dieses Kapitel Sie mit allem Notwendigen versorgen, damit Sie Ihrer Diät in Theorie und Praxis gewachsen sind.

14-Tage-Plan als Beispiel für eine zuckerreduzierte Diät

Der folgende 14-Tage-Plan stellt ein Grundkonstrukt dar, welches Ihnen Anreize liefert, aber keine vollständigen Rezepte. So haben Sie ausreichend Freiraum, um im Rahmen Ihrer Diät zu experimentieren. Gleichwohl ist jedoch an den entsprechenden Stellen im 14-Tage-Plan mit Verweis auf die Rezepte vermerkt, welche Speisen Stevia enthalten.

So können Sie das Potenzial von Stevia in Ihrem Ernährungsplänen besser einschätzen. Beachten Sie dabei, dass dieser Ernährungsplan davon ausgeht, dass Sie eine Diät ohne bestimmte Anforderungen an die Lebensmittelauswahl machen; also weder vegetarisch noch vegan oder Low Carb unterwegs sind. Selbstverständlich ist Stevia auch mit der veganen sowie vegetarischen und weiteren besonderen Ernährungsformen vereinbar. Doch da dies sehr speziell wäre, klammert der 14-Tage-Plan diese Sonderfälle aus. Dennoch finden Sie im Folgeabschnitt *Stevia im Rahmen einzelner Ernährungsformen* spezielle Ernährungsformen und erhalten Infos dazu, worauf Sie dort bei Ihrer Diät achten müssen.

Tag 1:

Frühstück:

▶ Selbst gemachtes Porridge

zarte Haferflocken; in Milch erweicht & erwärmt

mit etwas Zimt & Bananenstücken

▶ Als Dessert: Ein veganer Himbeer-Pancake (siehe: Rezepte)

Mittagessen:

▶ Gemüse-Ratatouille

mit Aubergine, Zucchini, Zwiebel, Tomate & weiterem Gemüse nach Wahl

Abendessen:

▶ Thunfisch-Salat

mit Tomaten, Salatblättern, Gurke, Zwiebeln & Olivenöl

Tag 2:

Frühstück:

▶ 3 Scheiben Vollkornbrot mit Belag nach Wahl

▶ als Dessert: Panna Cotta (siehe: Rezepte)

Mittagessen:

▶ Gefüllte Paprika

   Belassen Sie es bei einer Paprika mit Hackfleisch-Feta-Gemüsefüllung

▶ zusätzlich ein Gurkensalat mit Zaziki ohne Zucker

Abendessen:

▶ Lachsfilet mit Zitronensuppe

   gebratenes Lachsfilet & dazu Zitrone in eine kleine Schüssel heißes Wasser auspressen

Tag 3:

Frühstück:

▶ Rührei mit Speck

   mit Basilikum & Petersilie dekorieren

Mittagessen:

▶ Couscous-Salat

   mit sehr vielen Tomaten, Zwiebeln & Knoblauch

   mit Minze & Petersilie verfeinern

Abendessen:

▶ Avocado-Lachs-Burger

   Avocados halbieren; mit Lachs & Salat füllen

Tag 4:

Frühstück:

▶ Vollkornmüsli mit Magermilch

▶ dazu ein kleiner Obstsalat

Mittagessen:

▶ Kartoffel-Paprika-Gulasch

mit Curry & Cayennepfeffer würzen

▶ als Dessert: ein Mandel-Erdnuss-Toffee (siehe: Rezepte)

Abendessen:

▶ Hähnchen-Spargel-Pfanne

weißer sowie grüner Spargel, Hähnchenbrustfilet & Kokosmilch

Tag 5:

Frühstück:

▶ Kartoffel-Crêpes mit Schnittlauchquark

▶ als Dessert: Warmer Obstsalat mit Zimtsauce (siehe: Rezepte)

Mittagessen:

▶ Zucchini mit Polenta-Füllung

gern mit Käse überbacken

Abendessen:

▶ Salat mit Kalbsfilet

mit Karotten, Kohlrabi & Minze

▶ danach veganer Himbeer-Hafer-Riegel (siehe: Rezepte) zum Knabbern

Tag 6:

Frühstück:

▶ Spiegelei mit Ofentomaten & Speck

mit Cherrytomaten, Frühlingszwiebeln & geriebenem Gouda

Mittagessen:

▶ Blumenkohlpüree mit Hackfleisch-Topping

dem Blumenkohlpüree Doppelrahmfrischkäse beigeben

das Hackfleischtopping nach Belieben würzen

Abendessen:

▶ Tomaten-Feta-Salat

mit gerösteten Pinienkernen garnieren

Tag 7:

Frühstück:

▶ Käse-Wraps mit Tomaten-Oliven-Füllung

als Dessert: Aprikosen-Mandel-Muffin (siehe: Rezepte)

Mittagessen:

▶ Mais-Bohnen-Kartoffel-Eintopf

mit grünen Bohnen, Kidneybohnen, Mais und Gemüsebrühe

Abendessen:

▶ Lammkarree mit gegrilltem Gemüse

zuckerfreier Zaziki als Dip

Tag 8:

Frühstück:

▶ Spiegelei-Omelette

mit Spinat & Petersilie

Mittagessen:

▶ Gegrillte Champignons

  mit Schinken, Knoblauch, Käse & Baguette

Abendessen:

▶ Zoodles mit Pulled Chicken

  Zucchini in lange, dünne Streifen schneiden

▶ Sesamsauce

Tag 9:

Frühstück:

▶ In Avocado gebackene Frühstückseier

  mit Speck

Mittagessen:

▶ Spaghetti „Tofugnese"

  mit Tomaten-Auberginensauce & Tofu

▶ danach ein Chocolate-Cookie (siehe: Rezepte) und ein warmes Rhabarber-Kompott (siehe: Rezepte)

Abendessen:

▶ Zucchini-Möhrenpuffer mit Kräuterquark

  Hüttenkäse & Kokosmehl als Bestandteile

Tag 10:

Frühstück:

▶ 3 Scheiben Vollkornbrot mit zuckerarmem Belag nach Wahl

als Beigabe Radicchio-Salat mit Ziegenkäsetalern & Himbeerdressing

Mittagessen:

▶ Reis-Pfanne

mit Cashew-Nüssen, Currypulver, Erdnussöl & Rosinen

Abendessen:

▶ Löffelavocados mit würziger Füllung

Pinienkerne, Aceto Balsamico, Parmesan & Basilikum in der Füllung

Tag 11:

Frühstück:

▶ Rührei mit Räucherlachs

mit Beigabe von Sahne

Mittagessen:

▶ Zoodle-Avocado-Teller

mit getrockneten Tomaten & gerösteten Pinienkernen

▶ als Dessert: 1 Stück Apfelkuchen (siehe: Rezepte)

Abendessen:

▶ Gouda-Salat

mit schwarzen Oliven, Rosmarin & Weißweinessig

Tag 12:

Frühstück:

▶ Nuss-Mandelmilch-Müsli

Müslianteil geringhalten

stattdessen mehr Nüsse (Walnüsse, Cashew-Nüsse o. Ä.)

Mittagessen:

▶ Rindercarpaccio

mit Rucola, Parmesan, Pinienkernen & Cherrytomaten

Abendessen:

▶ Spargelcremesuppe

▶ zum Knabbern: 2 Chocolate-Cookies (siehe: Rezepte)

Tag 13:

Frühstück:

▶ Eiersalat auf Bacon & Chicorée

mit Frühlingszwiebeln, Avocado, Strauchtomaten & Knoblauch

Mittagessen:

▶ Rucola-Eintopf

viel Rucola & dazu pikant gewürzte Tomatensauce mit Vollkornnudeln in Gemüsebrühe

Abendessen:

▶ Hüttenkäse mit Räucherlachs

dazu Dill, Zitronensaft & Schlangengurke

Tag 14:

Frühstück:

▶ 1 Scheibe Vollkornbrot mit zuckerarmem Belag nach Wahl

▶ dazu: 1 Pfannkuchen mit Quark (siehe: Rezepte)

Mittagessen:

▶ Käsepizza

mit Oliven, Rucola & Salami als Belag

Abendessen:

▶ Falafel mit Gemüse

mit fettarmem Naturjoghurt & Curry

Beachten Sie bei der Diät stets: Die Menge bzw. der Umfang der Speisen und die Anzahl an Kalorien definieren, ob es eine erfolgreiche Diät wird.

Stevia im Rahmen einzelner Ernährungsformen

Mit dem Laufe der vergangenen Jahre und Jahrzehnte – als das Interesse für Diäten und alternative Ernährung aus diversen Gründen stieg – etablierten sich verschiedene Diätformen. Diese sind teilweise aus früheren Zeiten übernommen und waren nur in Vergessenheit geraten. Andere wiederum sind komplett neu und wurden aufgrund des Diät- und Fitnesstrends entwickelt. Im Folgenden werden Ihnen fünf der Diäten und Ernährungsformen vorgestellt, die unter ernährungsphysiologischen Gesichtspunkten als gesund eingestuft sind und sich durch den Einsatz von Stevia bereichern lassen.

Zuvor noch ein Hinweis auf den Sinn der Vorstellung dieser fünf Ernährungsformen

Da wir uns bereits dem Start Ihrer Diät gewidmet haben, ist es sinnvoll, sich über verschiedene Diätformen zu informieren. Natürlich können Sie es auch bei den bisherigen Erkenntnissen dieses Kapitels belassen. Dies würde bedeuten, dass Sie Ihren Kalorienbedarf bestimmten und diesem die Nährstoffzufuhr anpassen. Durch den Einsatz gesunder Lebensmittel – und allem voran den Verzicht auf Zucker – erreichen Sie nach und nach Ihr Ziel der Gewichtsabnahme. Doch es geht noch kreativer als im Rahmen einer gewöhnlichen zuckerreduzierten Diät. Verschiedene Ernährungsformen haben nämlich jeweils bestimmte Regeln, die im Körper zusätzliche gesundheitlich fördernde Mechanismen auslösen. Diese Mechanismen verschaffen weitere Vorteile als die bloße Ernährungsumstellung einer gewöhnlichen Diät. Ein kleiner Vorgeschmack:

▶ Besonders effiziente Fettverbrennung

▶ Immense Steigerung der geistigen Leistungsfähigkeit

▶ Linderung und unter Umständen Beseitigung bestehender Beschwerden sowie Krankheiten

Es ist durchaus möglich, dass Sie sich im Rahmen Ihrer Diät zu einer der nachfolgend vorgestellten Diäten inspirieren lassen und somit zusätzliche Vorteile aus der Veränderung Ihrer Ernährung schöpfen werden.

Ketogene Ernährung

Die ketogene Ernährung, oder auch einfach kurz Keto-Ernährung genannt, eignet sich sowohl als Diät als auch dafür, das Gewicht zu halten oder gar Gewicht zuzulegen. Die Gewichtszunahme ist allerdings lediglich für Sportler zum Muskelaufbau relevant. Der Durchschnittsmensch wird sein Gewicht halten oder reduzieren wollen, um schlanker zu werden.

Die Keto-Ernährung besticht dabei durch ein herausragendes Merkmal: Der Körper befindet sich im Fettstoffwechsel. Dies steht in einem klaren Gegensatz zu den heutigen Essgewohnheiten, da sich Menschen durch den Konsum hauptsächlich kohlenhydrat- und zuckerhaltiger Lebensmittel im Kohlenhydratstoffwechsel befinden.

Was ist der Unterschied zwischen einem Kohlenhydrat- und einem Fettstoffwechsel?

Einfach formuliert: Beim Kohlenhydratstoffwechsel nutzt der Körper Glukose als primäre Energiequelle, während es beim Fettstoffwechsel sogenannte Keton-Körper sind, die aus Fetten gewonnen werden. Hinter diesem Unterschied verbirgt sich jedoch weit mehr, als auf den ersten Blick zu vermuten wäre. Denn der Fettstoffwechsel hat zahlreiche Vorteile, die sich beim Kohlenhydratstoffwechsel nicht bieten:

▶ Fett als primäre Energiequelle beschleunigt die Fettverbrennung.

▶ Dadurch, dass Fett ein wesentlich effizienterer Energielieferant als Glukose ist, profitiert der Körper in Form einer gesteigerten geistigen und körperlichen Leistungsfähigkeit.

▶ Der Blutzuckerspiegel bleibt im Fettstoffwechsel konstant, was Heißhungerattacken entgegenwirkt.

Dies ist nur eine Hand voll der Vorteile, die die Keto-Ernährung mit sich bringt. Zwar gibt es in der Phase der Umstellung in den ersten bis zu fünf Tagen einige Beschwerden, die als Keto-Grippe bezeichnet werden, doch danach verbessert sich der gesundheitliche Zustand auf vielfacher Ebene.

Welche Regeln muss man im Rahmen der ketogenen Ernährung beachten?

Ein Wechsel in den Fettstoffwechsel erfolgt nicht auf Knopfdruck. Um diesen erfolgreich zu schaffen, sind einige Regeln einzuhalten. Die allerwichtigste Regel ist die Einhaltung einer Obergrenze für Kohlenhydrate, da der Körper ansonsten im Kohlenhydratstoffwechsel verweilen wird. Die Quellenlage bezüglich der Begrenzung für die tägliche Kohlenhydratzufuhr geht weit auseinander, allerdings lassen sich nirgendwo Empfehlungen oberhalb der 50 Gramm auffinden. Dies bedeutet, dass bis zu maximal 50 Gramm Kohlenhydrate pro Tag im Rahmen der Keto-Ernährung gestattet sind.

Jedoch gibt es wahlweise einen oder zwei wöchentliche Ausnahmetage. Hierbei handelt es sich um die Refeed-Days: Diese gewähren eine unbegrenzte Kohlenhydratzufuhr, damit der Körper die Verwertung der Kohlenhydrate nicht „verlernt" und die Mucus-Schicht im Darm geschützt bleibt. Die Mucus-Schicht dient dem Darm zum Schutz vor Austrocknung sowie fremden Partikeln. Durch die Refeed-Days wird der Körper nicht aus dem Fettstoffwechsel gleiten. Zwar sind zwei Refeed-Days erlaubt, dennoch ist es aus folgenden Gründen ratsam, es bei einem Refeed-Day pro Woche zu belassen:

- ▶ Aus gesundheitlicher Sicht ist nur ein Refeed-Day erforderlich.

- ▶ Die Refeed-Days bergen die Gefahr von Rückfällen und der Häufung von Ausnahmen.

- ▶ Der zweite Refeed-Day kann als Puffer für den Rest der Woche einbehalten werden, falls die Überschreitung der 50 Gramm Kohlenhydrate als Obergrenze notwendig werden sollte.

Neben der Einhaltung der Obergrenze für Kohlenhydrate und der Planung der Refeed-Days sieht die ketogene Ernährung vor, dass das Fett aus möglichst hochwertigen und gesunden Lebensmitteln stammt. Somit stehen mageres Fleisch und fettreicher Fisch – der Fisch ist aufgrund seiner wertvollen Fettsäuren idealerweise fetthaltig – auf dem Speiseplan. Des Weiteren sind Avocado ebenso wie Samen und Nüsse ein essenzieller Part der Keto-Ernährung. Auch die Refeed-Days stehen unter dem Stern einer gesunden

Ernährung. Dies bedeutet, dass hier nicht der Gang zu McDonald's oder der Griff zu Fertigprodukten erfolgt, sondern die Kohlenhydrate aus gesunden Lebensmitteln bezogen werden, die möglichst komplexe Kohlenhydrate enthalten:

▶ Vollkornprodukte

▶ Kartoffeln

▶ Kohlenhydratreiche Gemüsesorten

Also ist bei der Keto-Ernährung – ob am Refeed-Day oder zu sonst irgendeinem Zeitpunkt – kein Konsum von Zucker vorgesehen, was Süßigkeiten und anderen Süßwaren eigentlich den Riegel vorschiebt. Doch Sie merken: Eigentlich! Denn seit Sie dieses Buch lesen, kennen Sie Varianten, um das Problem des Zuckerverzichts zu umgehen.

Stevia ist auch für die Keto-Ernährung geeignet!

Tatsächlich ist Stevia – mehr sogar als die Zuckeralkohole bzw. Zuckeraustauschstoffe als Alternative zu Süßstoffen – für die Keto-Ernährung geeignet. Seine Eignung hat Stevia in seiner Pulver-Form dem ausbleibenden Gehalt an Kohlenhydraten und Kalorien zu verdanken. Was die Blätter angeht, die durchaus Kohlenhydrate enthalten, so werden diese Kohlenhydrate nicht vom Körper verstoffwechselt, weswegen sich auch die Pflanze an sich und nicht nur die daraus gewonnenen bzw. hergestellten Produkte im Rahmen einer Keto-Ernährung verwenden lässt.

Low Carb

Die Low-Carb-Ernährung ähnelt der ketogenen Ernährung in mehreren Punkten, wenngleich sie die zentralen Vorteile einbüßt. Wie der Name schon sagt (ins Deutsche übersetzt: Wenige Kohlenhydrate), geht es um eine Reduktion der Kohlenhydratzufuhr. Bei Low Carb allerdings kommt es in der Regel nicht zu einem Wechsel in den Fettstoffwechsel, da die Limitierung der Kohlenhydrate mit einer täglich erlauben Menge von bis zu 130 Gramm großzügig ausfällt. Dennoch ist eine Low-Carb-Ernährung unter verschiedenen gesundheitlichen Gesichtspunkten sinnvoll. Denn durch die geringe Menge an Kohlenhydraten kommt es dennoch im Körper zu einer effektiven Fettverbrennung, wenngleich sie nicht so effektiv wie bei der Keto-Ernährung ist.

Herkunft von Low Carb

Am ehesten in Verbindung zu bringen sind die Ursprünge der Low-Carb-Ernährung mit dem Bodybuilding. Insbesondere in den aktuellen Zeiten des Fitness-Trends ist Low Carb stark in Mode gekommen. Allgemein wird im Sportbereich sehr viel mit der Zufuhr und dem Verzicht auf Kohlenhydrate experimentiert. So sind Carb Cycling und die ketogene Diät als anabole Diät nur einige der Beispiele für die besondere Bedeutung der Kohlenhydrate in der Sport- und speziell in der Bodybuilding-Welt. Aus dem Sport heraus ist Low Carb nun deutlich expandiert und mittlerweile zahlreichen Personen bekannt und wird demzufolge unter den vielen Diäten als sehr populär gehandelt.

Einsatz von Stevia in der Low-Carb-Ernährung sehr gern gesehen

Stevia eignet sich sowohl für die Keto-Ernährung als auch für die Low-Carb-Ernährung. Dabei ist die Vielfalt an Low-Carb-Rezepten mit Stevia als Zutat sehr groß. Denn insbesondere Sportler sind alternativen Lebensmitteln und Süßstoffen gegenüber offen, da die Hemmschwelle aufgrund der Einnahme von Supplementen und anderen Stoffen generell geringer ist. Folglich haben sich sehr viele Personen an Stevia versucht und es ist daraus eine Vielzahl an Rezepten entstanden, die zum Probieren einlädt.

Trennkost

Die Trennkost stellt eine Ernährungsweise dar, die in den letzten Jahren im Trubel der Diäten verschwunden ist und eher unter eingefleischten Kennern sowie Personen, die sich weit in die Tiefe informieren, bekannt ist. In diesem Buch wird aus verschiedenen Gründen – trotz der mittlerweile geringeren Bekanntheit – auf die Trennkost-Ernährung eingegangen:

1. Es handelt sich um eine gesunde Ernährungsweise, die viele gesundheitliche Vorteile beinhaltet.
2. Auch die Deutsche Gesellschaft für Ernährung (DGE) stuft die Trennkost als gesundheitlich vorteilhafte Ernährungsform ein.
3. Möglicherweise lassen Sie sich durch die kurze Präsentation im Folgenden für die Ernährung nach dem Trennkost-Prinzip begeistern.

Schauen wir uns nun an, ob der Beitrag zur Trennkost Sie lediglich informiert, oder sogar inspiriert. Jedenfalls handelt es sich um eine zuckerreduzierte Ernährungsweise, was wiederum den Einsatz von Stevia nahelegt.

Ein Ursprung mit einer interessanten Geschichte

Der Ursprung der Ernährung nach dem Trennkost-Prinzip ist beeindruckend. Die Geschichte beginnt mit einem an einer unheilbaren Nierenkrankheit erkrankten Arzt namens Dr. Howard Hay. Er erhofft sich durch Recherchen nach verschiedenen Ernährungsgewohnheiten, seine Krankheit zu lindern. Dabei informiert er sich insbesondere über die Ernährung von Naturvölkern und ihm fallen große Unterschiede zur Ernährung in industrialisierten Ländern auf. Es werden ausschließlich Lebensmittel natürlichen Ursprungs gegessen:

- ► Gemüse

- ► Wurzeln

- ► Manchmal Fleisch & Fisch

- ► Nüsse

- ► Getreide

- ► Milch

Hay fällt zudem ein weiterer prägnanter Unterschied zwischen den Naturvölkern und den in Industrienationen lebenden Menschen auf: Diverse Krankheiten und Beschwerden, die hierzulande den Alltag prägen, sind den Menschen in Naturvölkern unbekannt. Asthma, Rheuma, Verstopfungen und weitere Leiden, so Hay, ließen sich somit auf die Ernährung in Industrienationen zurückführen.

In der Folge passt Hay seine Ernährung jener der Naturvölker an und es gelingt ihm, seine vermeintlich unheilbare Nierenkrankheit zu heilen. Die Regeln, die er aufstellt und der Öffentlichkeit vermittelt, sind die Geburtsstunde der Trennkost.

Die Regeln der Trennkost nach Hay

Mittlerweile gibt es mehrere Varianten der Trennkost, die verschiedene Regeln mit sich bringen. Diese Varianten sind allerdings nicht als gesundheitlich wertvoll abgesegnet und resultieren meistens aus der falschen Wiedergabe von Fakten. Die „richtige" Trennkost – so wie Hay sie formuliert hat – besitzt klare und wissenschaftlich fundierte Regeln:

I. Kohlenhydrate & Eiweiße sind getrennt voneinander einzunehmen.

II. Basenbildende Lebensmittel wie Früchte, Salate und Gemüse sind zu bevorzugen.

III. Natürliche und naturbelassene Lebensmittel sind die klar bevorzugte Energiequelle, während es die Einnahme industriell verarbeiteter Lebensmittel zu vermeiden gilt.

Somit stammt der Name Trennkost von der Trennung der Kohlenhydrate und Eiweiße ab. Doch wieso ist eine getrennte Einnahme laut Hay von Vorteil?

Dies hat Gründe, die im Verdauungsprozess liegen. Da es sich hierbei bereits um höhere Chemie handelt, wird nur kurz und knapp der Sachverhalt erläutert: Kohlenhydrate werden bereits durch das Enzym Amylase gespalten. Deren Verdauung beginnt somit in einer basischen Umgebung. Eiweiße wiederum werden im sauren Magensaft zersetzt. Also lernen wir: Während die Kohlenhydrate zur Verdauung ein basisches Milieu benötigen, ist es bei den Eiweißen ein saures Milieu. Da sich dies nicht verträgt, sollen beide Nährstoffe und somit Lebensmittel, die diese enthalten, nach Möglichkeit getrennt voneinander eingenommen werden.

Da Hay davon ausgeht, Säurebildner würden eine Übersäuerung im Organismus verursachen und folglich dem Körper Schaden zufügen, legt er in den Regeln der Trennkost fest, dass Basenbildner den Großteil der Ernährung ausmachen sollen. Dies führt uns direkt zum springenden Punkt.

Wie lässt sich die Trennkost durchführen?

Um eine einwandfreie und vielseitige Umsetzung der Trennkost zu gewährleisten, werden die einzunehmenden Lebensmittel in drei Gruppen unterteilt. Diese Gruppen enthalten zum einen die zu trennenden Eiweiße und Kohlenhydrate und zum anderen neutrale Lebensmittel, die sich mit Eiweißen und Kohlenhydraten beliebig kombinieren lassen. An dieser Stelle klärt die folgende Tabelle über die Zuordnung verschiedener Lebensmittel zu den drei Gruppen auf:

Kohlenhydratreiche Lebensmittel	Eiweißreiche Lebensmittel	Neutrale Lebensmittel
▶ Vollkornprodukte (ausschließlich ohne Zusatz von Eiern) ▶ Naturreis ▶ Kartoffeln ▶ Grünkohl ▶ Bananen ▶ Trockenobst	▶ Eier ▶ Fleisch & Fisch ▶ Käse ▶ Sojaprodukte ▶ Gekochte Tomaten & gekochter Spinat ▶ Obst- & Kräuteressig ▶ Großteil der Früchte	▶ Tierische Fette ▶ Sahne & Butter ▶ Eigelb ▶ Großteil der Gemüsesorten ▶ Alle gesäuerten Milchprodukte ▶ Roher und geräucherter Fisch ▶ Rohe und geräucherte Wurstwaren ▶ Nüsse ▶ Pilze ▶ Gewürze

Hinweis!

Lassen Sie sich nicht von der Zuordnung von rohem und geräuchertem Fisch sowie anderen eiweiß- und kohlenhydrathaltigen Lebensmitteln zu der neutralen Gruppe irritieren. Neutrale Lebensmittel enthalten auch Kohlenhydrate und Eiweiße; vereinzelt können dies sogar die Hauptbestandteile sein. Allerdings geht es bei der Einteilung in der Hay'schen Trennkost nicht nur um den bloßen Nährstoffgehalt der Lebensmittel, sondern um die Frage, ob die Lebensmittel im Organismus bei der Verdauung größtenteils Säuren oder Basen bilden. Daher sind die Basenbildner durch die Kohlenhydratgruppe repräsentiert und die Säurebildner durch die Eiweißgruppe.

Nach den Erkenntnissen aus den vorhergehenden Kapiteln dürften Sie bereits wissen, was unter die industriell verarbeiteten Produkte fällt und deswegen nach Hay zu meiden ist:

▶ Fertiggerichte

▶ Zucker und daraus hergestellte Produkte

▶ Gehärtete Fette

▶ Mayonnaise

▶ Weißmehlnudeln

- ▶ Erdnüsse

- ▶ Alkohol

- ▶ Kakao & Bohnenkaffee

Bei Alkohol dürfen Sie in Maßen Ausnahmen machen, um den Erwartungen in geselligen Runden gerecht zu werden. So sind in Kombination mit der Kohlenhydratgruppe Bier und Rotwein erlaubt, während im Zusammenhang mit der Eiweißgruppe Weiß- und Schaumweine gestattet sind.

Einsatz von Stevia auch in der Trennkost mit einem vorgesehenen Platz

Als die Trennkost entwickelt wurde, gab es noch kein Stevia als Zuckerersatz. Ebenso spielten die anderen Süßstoffe kaum eine Rolle. Reden wir vom Blatt und den getrockneten Blättern sowie dem grünen Stevia-Pulver, so ist ein fester Platz unter den neutralen Lebensmitteln für Stevia vorgesehen.

Paleo

Die Paleo-Ernährung kombiniert mehrere Eigenschaften der bisher vorgestellten drei Ernährungsformen. Insbesondere in den vergangenen Jahren hat die Paleo-Ernährung an Bedeutung gewonnen und erfreut sich einer großen Beliebtheit. Im Rahmen der Paleo-Ernährung erfolgt eine Rückkehr zu den Wurzeln der Menschheit – natürlich nur im Hinblick auf den Speiseplan.

Darum geht es bei der Paleo-Ernährung

Der Name Paleo stammt von der Bezeichnung einer Epoche: Paläolithikum. Dies war die Altsteinzeit, zu der das gegessen wurde, was gejagt werden, von Bäumen gepflückt und aufgesammelt werden konnte. Ausgegangen wird bei der Paleo-Ernährung davon, dass der menschliche Organismus im Hinblick auf die Gene derselbe ist wie zu den damaligen Zeiten. Eine dementsprechend an der damaligen Zeit orientierte Ernährung beuge zahlreichen Krankheiten der heutigen Zivilisation vor.

Also werden die folgenden Lebensmittel im Rahmen der Paleo-Ernährung erlaubt (vgl. DGE):

- ▶ Gemüse & Obst (allem voran Beeren)

- ▶ Nüsse & Samen

- ▶ Fleisch

- ▶ Fisch

- ▶ Eier

- ▶ Großteil der Öle

- ▶ Ghee (Geklärte Weidebutter)

- ▶ Zum Süßen Ahornsirup & Honig

- ▶ In Ausnahmefällen Reis und Kartoffeln

- ▶ Wasser

Reis und Kartoffeln waren zwar kein Teil der Ernährung während der Altsteinzeit, allerdings handelt es sich hierbei um natürliche Lebensmittel, weswegen diese Lebensmittel nach Paleo gestattet sind.

Hinweis!

Die Meinungen der Mediziner und Wissenschaftler zur Paleo-Ernährung unterscheiden sich stark. Während die einen dieser Ernährungsform recht geben, schreiben sie andere als nicht wissenschaftlich fundiert ab. Allerdings lässt sich ein Zusammenhang nicht bestreiten: Durch moderne Forschungsverfahren konnte herausgefunden werden, dass diverse Krankheiten, die heutzutage zum Teil Volksleiden sind, damals nicht vorhanden waren. Dieser Zusammenhang basiert aller Voraussicht nach auf der Ernährung. Zudem ist ein weiterer Fakt unbestreitbar: Die Paleo-Ernährung hat ausschließlich Lebensmittel auf dem Speiseplan, die nach ernährungswissenschaftlichen Standards für gesund befunden werden. Diese beiden Punkte – die Abwesenheit bestimmter Krankheiten zur Altsteinzeit sowie die Lebensmittelauswahl – lassen die Paleo-Ernährung als eine vernünftige Ernährungsform erscheinen.

Die Durchführung der Paleo-Ernährung

Dieser Punkt ist schnell abgehandelt: In ihrer Ursprungsform folgt die Paleo-Ernährung keinem bestimmten Ablauf oder Konzept, sofern die Auswahl der Lebensmittel gemäß den aufgestellten Regeln erfolgt. Da Sie allerdings mit dem Ziel einer Diät an die Sache herangehen, sollten Sie Rücksicht darauf nehmen, die Kalorienzufuhr in einem gesunden Rahmen zu halten.

Stevia in der Paleo-Ernährung?

Tatsächlich ist mit Stevia kein Zuckerersatz gegeben, der in der Altsteinzeit genutzt wurde. Aber das als Pflanze natürliche Vorkommen lässt auf eine Akzeptanz im Sinne der Paleo-Ernährung schließen. Gleiches gilt für das gewonnene grüne Pulver aus den getrockneten Blättern. Leider gilt diese Regel für die Steviolglykoside nicht, die damit zum ersten Mal aus der Reihe fallen und sich für eine der vorgestellten Ernährungsformen nicht eignen.

Weight Watchers

Natürlich darf in der Übersicht zuletzt die Weight-Watchers-Diät nicht fehlen. Sie entstand 1963, als Jane Nidetch feststellte, dass ihr eine Diät mit Freundinnen leichter fiel, als diese allein durchzuführen. So entstand ein Diätkonzept, bei dem man sich mit gleichgesinnten Leuten, die ebenfalls abnehmen wollten, in Gruppen traf. Jeder achtete darauf, dass der bzw. die andere das Diätkonzept einhielt. Heutzutage ist allerdings auch eine alleinige Durchführung dieser Diät, beispielsweise über das Internet, möglich.

So funktioniert Weight Watchers

Mittlerweile ist das prägnante Merkmal der Weight-Watchers-Diät weniger das Treffen in Gruppen als das Punktesystem. Das Punktesystem bringt mehr Einfachheit in die Diät hinein und löst das für viele Personen lästige Kalorienzählen ab. Diese sogenannten Smart Points werden den verschiedenen Lebensmitteln zugeordnet, wobei Zucker und Lebensmittel mit einem hohen Gehalt an gesättigten Fettsäuren viele Smart Points zugeordnet bekommen. Durch eine Obergrenze an Smart Points für den täglichen Lebensmittelkonsum wird sichergestellt, dass die Lebensmittel mit vielen Smart Points seltener konsumiert werden. Es wird hingegen das bevorzugt, was die wenigsten Smart Points zugeordnet erhält. Dies sind vermehrt die gesunden Lebensmittel.

Die Vorteile dieses Vorgehens liegen auf der Hand:

- ▶ Weniger Kalorienzählen und dadurch einfachere Umsetzung

- ▶ Größere Lebensmittelvielfalt zur Auswahl

- ▶ Keine Tabus, sondern Lebensmittel mit vielen Punkten meiden

Es handelt sich also um eine Diätmethode, bei der weniger die Strenge hervorsticht, als vielmehr die Planung. Somit überzeugt Weight Watchers durch einen tendenziell hohen Spaßfaktor.

In der Umsetzung ganz freundlich

Der hohe Spaßfaktor ist darin begründet, dass Weight Watchers in der Umsetzung in Maßen sogar Raum für Ausnahmen lässt. So gibt es beispielsweise neben dem täglichen Budget an Smart Points, das man verbrauchen darf, noch ein Wochenextra. Dieses erlaubt die Einnahme zusätzlicher Kalorien, wenn beispielsweise ein Ausflug mit Freunden oder eine Feier ansteht. Trotz der insgesamt vielen Freiräume gestaltet sich die Weight-Watchers-Diät als äußerst erfolgreiches und auf dem Markt stark etabliertes Prinzip.

Doch wer legt nun fest, wie viele Smart Points man täglich zur Verfügung hat?

Dies passiert über einen „Trainer", der anhand des Alters und Gewichts sowie der Körpergröße bestimmt, wie viele Punkte angemessen sind. Bei einer Online-Anmeldung bei Weight Watchers wird dies automatisch übers System erledigt.

Und wie gliedert sich Stevia in das Konzept von Weight Watchers ein?

Sehr gut! Stevia wird sogar gezielt in das Punkte-System von Weight Watchers mit aufgenommen. Solch eine klare Fürsprache wie bei der Weight-Watchers-Diät gibt es sonst bei kaum einer anderen Ernährungsform. Aufgrund der ausbleibenden negativen Auswirkungen auf den Blutzuckerspiegel und des geringen Kaloriengehalts werden dem Süßstoff Stevia keine Smart Points zugeordnet, was einen grenzenlosen Konsum erlaubt und bedeutet: Auch Weight Watchers funktioniert mit Stevia sowie den anderen Zuckerersatzstoffen, wie beispielsweise Xylit, ausgezeichnet.

Zusammenfassung: Schlagen Sie mehrere Fliegen mit einer Klappe!

Dieses Buch setzt sich zum allergrößten Teil damit auseinander, durch eine Zuckerreduktion abzunehmen. Allerdings gelingt Ihnen dies nur, sofern Sie im Kaloriendefizit sind. Wenn Sie sich schon in ein Kaloriendefizit begeben: Wieso machen Sie nicht noch zusätzlich Gebrauch von einer der vorgestellten zuckerreduzierten Diätformen? Sie haben fünf unterschiedliche Diätkonzepte kennengelernt, die auf ihre eigene Art und Weise faszinierend sind, neben der Gewichtsabnahme noch weitere Vorteile liefern und allesamt mit dem Einsatz von Stevia vereinbar sind. Zugleich liefern Ihnen die genannten Diätkonzepte durch ihre definierten Regeln einen Rahmen, in dem Sie wesentlich sicherer unterwegs sind und potenzielle Misserfolge einer „normalen"Kalorien- bzw. zuckerreduzierten Diät unwahrscheinlicher werden lassen. Nutzen Sie deswegen den Vorzug, mehrere Fliegen mit einer Klappe zu schlagen, indem Sie eines der genannten Konzepte für Ihre Diät wählen und durch den Einsatz von Stevia den Zucker reduzieren, aber dennoch „zuckersüß" und erfolgreich abnehmen!

10 Rezepte für den Vorgeschmack

Im Folgenden lernen Sie als Vorgeschmack auf das große Stevia-Kochbuch als Ergänzung zu diesem Buch oder als Vorgeschmack zu Ihren eigens ausgesuchten Stevia-Rezepten bereits zehn Wege kennen, wie Sie Stevia in verschiedenen Rezepten verwenden können. Dabei sind die Rezepte so ausgelegt, dass sich für jeden Geschmack etwas findet. Hier ein Obstsalat, dort ein warmes Kompott und vieles mehr. Dieses Kapitel geht also auf das kleine, aber feine, Backen und auf das Kochen mit Stevia als Zuckerersatz ein.

Pfannkuchen mit Quark

Nährwerte pro Portion: 456 kcal, 64 g KH, 23 g EW, 12 g FE

Zutaten für 2 Portionen:

➤ 150 g Magerquark
➤ 150 g Mehl
➤ 150 ml Milch
➤ 2 Eier
➤ 1 Päckchen Backpulver
➤ 1 EL Stevia
➤ 1 TL Butter
➤ 1 TL Zimt (gemahlen)
➤ 1 Prise Salz

Zubereitung:

1. Direkt zu Beginn alle Zutaten – mit Ausnahme der Butter – in eine Schüssel geben und zu einem Teig vermischen.
2. Daraufhin einen Teelöffel Butter in einer Pfanne zerlassen. Die Hälfte des Teigs aus der Schüssel in die Pfanne geben und beidseitig braten. Die Bräune ist nach eigenem Geschmack bestimmbar.
3. Die Pancakes sind fertig und können genossen werden. Optional lassen sie sich noch mit Stevia bestreuen und mit ein paar Beeren dekorieren.

Chocolate-Cookies

Nährwerte pro Portion: 91 kcal, 6 g KH, 3 g EW, 6 g FE

Zutaten für 10 Portionen:

- 70 g Weizenmehl (Typ 1050)
- 60 g Halbfettmargarine
- 50 g Schokotropfen (dunkle Schokolade)
- 25 g Stevia
- 20 g Haselnusskerne (gehackt)
- 15 g Sesam
- 25 ml Sojamilch (Vanille)
- 2½ EL Wasser
- 1 EL Sojamehl
- 1 TL Vanilleschote (gerieben)

Zubereitung:

1. Zuerst den Backofen auf 180 °C Ober- und Unterhitze vorheizen.
2. Dann die Margarine in einen Topf geben und warm werden lassen. Stevia hinzufügen und mit der Margarine vermischen.
3. Im nächsten Schritt das Wasser in einer kleinen Schüssel mit dem Sojamehl vermischen, bis sich das Mehl komplett auflöst. Dieses Gemisch nun zusammen mit der Sojamilch zur Margarine geben und alles gründlich miteinander verrühren.
4. Als Nächstes die Sesam- sowie Haselnusskerne fettfrei in einer Pfanne rösten, bis sich ein charakteristischer Duft herausbildet. Beide Zutaten in der Pfanne mit dem Weizenmehl, der Vanille sowie dem Salz vermischen.
5. Nun die Zutaten aus der Pfanne in den Topf mit der Margarine geben und alles miteinander verrühren, bis ein glatter Teig entsteht. Falls nötig, einen Schuss Sojamilch hinzugeben.
6. Daraufhin die dunklen Schokoladentropfen unter den Teig heben.
7. Anschließend Backpapier auf einem Backblech auslegen und dort den Teig häufchenweise so verteilen, dass zehn Portionen daraus werden. Für 12 bis 14 Minuten zum Backen in den vorgeheizten Ofen schieben.
8. Nach der Backzeit die Cookies aus dem Ofen holen und auskühlen lassen.

Apfelkuchen

Nährwerte pro Portion: 83 kcal, 13 g KH, 3 g EW, 2 g FE

Zutaten für 12 Portionen:

- 250 g Naturjoghurt (0,1 % Fett)
- 150 g Mehl
- 20 g Stevia
- 10 g Paniermehl (für die Form)
- 2 Äpfel
- 2 Eier
- 1 Päckchen Vanillezucker
- 1 Päckchen Backpulver
- 3 Spritzer Zitronenaroma
- 1 TL Margarine (für die Form)

Zubereitung:

1. Als erstes den Naturjoghurt mit Stevia, Vanillezucker und der Masse beider Eier in einer Schüssel glattrühren. Sobald der Teig glatt ist, drei Spritzer Zitronenaroma hinzugeben.
2. Im weiteren Verlauf unter ständigem Rühren das Mehl sowie Backpulver der Masse hinzufügen. Sollte der Teig zu dick werden, dann als Ausgleich Joghurt verwenden. Am Ende abschmecken und bedarfsgerecht individuelle Änderungen vornehmen.
3. Jetzt den Backofen zum Vorheizen auf 170 °C Ober- und Unterhitze einstellen.
4. Dann die Äpfel schälen und in kleine Stücke schneiden. Diese Stückchen unter den Teig aus Schritt 2 in die Schüssel heben.
5. Im Anschluss eine 26er-Kuchenform mit weicher Margarine einstreichen und Paniermehl darauf streuen. So lässt sich der Kuchen nach dem Backvorgang leichter lösen. Alternativ funktioniert es auch, die Form mit Backpapier auszulegen.
6. Nun den Teig in die Form füllen und für 30 Minuten zum Backen auf die mittlere Schiene des Backofens stellen.
7. Nach der Backzeit den Kuchen zum Abkühlen beiseitestellen.

Tipp!

Um dem Kuchen eine erstklassige Aufwertung zu geben, eignet sich Rama Cremefine mit 20-prozentigem Fettgehalt als Sahneersatz. Noch dazu lässt sich der Kuchen mit zuckerfreiem Puderzucker aus Erythrit – auch Puderxucker genannt – bestreuen.

Rhabarber-Kompott

Nährwerte pro Portion: 29 kcal, 5 g KH, 2 g EW, 0 g FE

Zutaten für 5 Portionen (à 300 ml):

➤ 1.500 g Rhabarber
➤ 200 ml Wasser
➤ 10 g Stevia
➤ 1 Vanilleschote

Zubereitung:

1. Am Anfang den Rhabarber vorbereiten: Gründlich putzen, Fasern längs abziehen und Enden abschneiden. Dann in ein Stücke mit ca. 1 cm Breite zerteilen.

2. Nun die Stückchen Rhabarber in einem Topf erhitzen und unter Zugabe von Wasser köcheln lassen.

3. Als Nächstes das Mark aus der Vanilleschote herauskratzen und zur Seite stellen. Das Mark wird später benötigt. Den Rest der Schote wiederum in drei Stücke teilen und in den Topf geben.

4. Im nächsten Schritt nach Belieben Stevia zugeben. Da es eine starke Süßkraft hat, zuerst mit maximal 10 Gramm beginnen, vom köchelnden Kompott kosten und ggf. nach eigenem Geschmack weiter süßen.

5. Nach der Zugabe von Stevia das Kompott knapp eine Viertelstunde weiterköcheln lassen.

6. Erst gegen Ende das Mark aus der Vanilleschote ebenfalls in den Topf geben. Noch kurze Zeit im Topf auf mittlerer Hitze stehen lassen.

7. Nach dem Kochen das Kompott in heiß gewaschene Gläser füllen, fest verschließen und für rund eine halbe Stunde auf dem Kopf stehen lassen. Danach trocken und dunkel lagern.

Aprikosen-Mandel-Muffins

Nährwerte pro Portion: 218 kcal, 19 g KH, 5 g EW, 13 g FE

Zutaten für 12 Portionen:

- 300 g Aprikosen
- 220 g Mehl
- 100 g Butter
- 100 g Halbrahm (sauer)
- 65 g Stevia
- 60 g Mandeln (geschält)
- 8 Dörraprikosen
- 2 Eier
- ½ Zitrone
- 2 TL Backpulver
- 1 TL Stevia

Zubereitung:

1. Zu Beginn die Aprikosen in Hälften trennen, um den Kern zu entfernen. Dann die Frucht in Würfel von einem Zentimeter Größe schneiden.
2. Danach die Dörraprikosen würfeln, allerdings noch feiner als die frischen Aprikosen.
3. Als Nächstes die Schale der halben Zitrone abreiben und beiseitestellen. Von den gehackten Mandeln einem Esslöffel für die Garnitur ebenfalls zur Seite legen.
4. Nun den verbliebenen Großteil der Mandeln unter regelmäßigem Rühren in einer Bratpfanne goldgelb rösten. Anschließend sofort auf einem Teller ablegen, damit die Mandeln nicht zu dunkel werden.
5. Daraufhin die Butter über einem Wasserbad schmelzen und sie lauwarm abkühlen lassen.
6. Im weiteren Verlauf den Backofen auf 180 °C Ober- und Unterhitze zum Vorheizen einstellen. Die 12er-Muffinform mit Backpapier auslegen.
7. Während der Backofen vorheizt, die Eier aufschlagen und in einer Schüssel hellschaumig verquirlen. Mit saurem Halbrahm, der Zitronenschale sowie 65 Gramm Stevia mischen.
8. Jetzt die flüssige Butter in der Schüssel unterrühren. Mehl, Mandeln und Backpulver miteinander vermischen und ebenfalls unter die Masse in der Schüssel rühren.
9. Als letzten Schritt für den Teig die frischen und getrockneten Aprikosen unterheben. Den Teig in die Form füllen und als Topping die beiseitegelegten Mandeln mit einem Teelöffel Stevia mischen. Die Muffins mit dem Topping bestreuen und 25 Minuten im vorgeheizten Ofen backen.
10. Sobald die Muffins aufgehen und eine entsprechende Bräunung annehmen, sind sie fertig. Aus dem Backofen holen, auskühlen lassen und genießen.

Warmer Obstsalat mit Zimtsauce

Nährwerte pro Portion: 158 kcal, 14 g KH, 1 g EW, 10 g FE

Zutaten für 4 Portionen:

Für den Salat:
➢ 2 Äpfel
➢ 2 Pflaumen
➢ 1 Birne
➢ ½ Orange (den Saft)
➢ 1 Rosmarinzweig
➢ 1 EL Rapsöl
➢ 1 EL Stevia
➢ ¼ TL Vanille (gemahlen)

Für die Sauce:
➢ 100 g Creme Fraiche
➢ 1 TL Stevia
➢ ½ TL Zimt (gemahlen)

Zubereitung:

1. Als erstes die Zutaten für die Zimtsauce mischen und in den Kühlschrank stellen. Dort die Sauce ziehen lassen, bis der Salat vorbereitet ist.
2. Für den Salat die Äpfel und Birnen waschen und würfeln. Die Pflaumen in der Hälfte durchtrennen, den Stein entfernen und jede Hälfte in vier Stücke teilen.
3. Nun einen Esslöffel Rapsöl in einer Pfanne erhitzen und die Äpfel- und Birnenwürfel hineingeben. Bei starker Hitze ein paar Minuten braten.
4. Als Nächstes den Saft aus einer halben Orange auspressen und zusammen mit Rosmarin, Vanille und Stevia in die Pfanne geben.
5. Den Pfanneninhalt auf mittlerer Hitze so lange köcheln lassen, bis die Flüssigkeit verkocht ist.
6. Zuletzt das Obst aus der Pfanne in eine Schüssel geben und die Pflaumen sowie die Zimtsauce aus dem Kühlschrank darauf verteilen.

Veganer Himbeer-Hafer-Riegel

Nährwerte pro Portion: 159 kcal, 15 g KH, 3 g EW, 9 g FE

Zutaten für 14 Portionen:

- ➢ 250 g Bananen
- ➢ 200 g Cashewkerne
- ➢ 125 g Himbeeren
- ➢ 100 g Datteln (getrocknet)
- ➢ 50 g Kokosflocken
- ➢ 20 g Haferflocken
- ➢ 2 TL Stevia
- ➢ ½ TL Backpulver
- ➢ ½ TL Vanille (gemahlen)

Zubereitung:

1. Im ersten Schritt den Backofen auf 200 °C Ober- und Unterhitze vorheizen. Zudem eine Form mit Backpapier auskleiden.
2. Daraufhin alle Zutaten – mit Ausnahme der Himbeeren und Haferflocken – in eine Schüssel geben. Mit einem Mixer oder einem Handrührgerät zu einer homogenen Masse pürieren.
3. Jetzt die Himbeeren vorsichtig unter die Masse in der Schüssel heben.
4. Den daraus entstandenen Teig in die ausgekleidete Form füllen und die Oberfläche mit den Haferflocken bestreuen. Die Haferflocken auf dem Teig festdrücken und für 25 Minuten zum Backen in den vorgeheizten Backofen geben.
5. Fertig ist die Masse, wenn die Haferflocken goldbraun sind. Nach dem Backen die Masse zuerst in den Kühlschrank stellen und erst danach die Riegel herausschneiden.

Mandel-Erdnuss-Toffees

Nährwerte pro Portion: 73 kcal, 1 g KH, 2 g EW, 6 g FE

Zutaten für 20 Portionen:

- ➢ 150 g Stevia
- ➢ 100 g Erdnussmus
- ➢ 100 g Mandeln (gemahlen)
- ➢ 2 EL Kokosflocken
- ➢ ½ TL Vanille (gemahlen)
- ➢ ¼ TL Meersalz

Zubereitung:

1. Zunächst Stevia in einer Pfanne aufkochen.
2. Danach das Erdnussmus in die Pfanne geben und gleichmäßig mit der Stevia-Süße vermischen.
3. Im nächsten Schritt die Pfanne vom Herd nehmen und mit Mandeln, Kokosflocken sowie der gemahlenen Vanille zu einem homogenen Teig verrühren.
4. Anschließend den Teig auf einem Backpapier verteilen und ihn zu 20 Toffees formen. Mit Meersalz bestreuen und für eine Stunde in den Kühlschrank stellen. Nach der Abkühlzeit genießen.

Panna Cotta

Nährwerte pro Portion: 196 kcal, 17 g KH, 23 g EW, 4 g FE

Zutaten für 4 Portionen:

Für das Joghurt:
➢ 400 g Sahne
➢ 50 g Stevia
➢ 2 Blatt Gelatine
➢ 1 Vanilleschote

Für den Fruchtspiegel:
➢ 250 g Beeren (tiefgekühlt)
➢ 1 Blatt Gelatine
➢ 2 EL Stevia

Zubereitung:

1. Als erstes die Stevia-Menge für das Joghurt zusammen mit 100 Gramm Sahne zum Aufkochen bringen.
2. Daraufhin die aufgekochte Sahne-Stevia-Masse in eine Schüssel geben.
3. Im nächsten Schritt das Mark aus der Vanilleschote herauskratzen. Mark, Schote und die restlichen 300 Gramm Sahne für zehn Minuten in einem Topf köcheln lassen.
4. Parallel zu Schritt 3 die beiden Blätter Gelatine für minimal 5 Minuten im Wasser einweichen.
5. Nach Ablauf des Zeitfensters den Herd vom Topf nehmen und die Masse gemeinsam mit ausgedrückter Gelatine und dem Stevia-Sahne-Mix in der Schüssel verrühren.
6. Die Masse aus dem letzten Schritt gleichmäßig auf vier Gläser verteilen und zum Abkühlen in den Kühlschrank geben.
7. Der Fruchtspiegel ist optional: Beeren auftauen lassen und mit Stevia pürieren. In einen Topf geben und aufkochen lassen. Zeitgleich die Gelatine in Wasser einweichen lassen.
8. Nach dem Aufkochen den Topf kurz beiseitestellen und die eingeweichte Gelatine auswringen. Im Topf unterrühren und auf dem im Kühlschrank leicht gekühlten Panna Cotta verteilen. Schließlich weiter abkühlen lassen und nach einiger Zeit kalt genießen.

Vegane Himbeer-Pancakes

Nährwerte pro Portion: 127 kcal, 17 g KH, 5 g EW, 4 g FE

Zutaten für 8 Portionen:

➢ 200 g Himbeeren (tiefgekühlt)
➢ 150 g Kichererbsenmehl
➢ 40 g Haferflocken
➢ 240 ml Wasser
➢ 5 EL Stevia
➢ 4 EL Erdnussöl
➢ 2 ½ TL Backpulver
➢ 1 TL Vanillepulver
➢ 1 Prise Salz

Zubereitung:

1. Zuerst die Himbeeren – andere Beerensorten sind ebenso möglich – zum Auftauen aus dem Tiefkühlfach nehmen.
2. Daraufhin sämtliche trockenen Zutaten – Kichererbsenmehl, Haferflocken, Backpulver, Vanillepulver und Salz – in einer Schüssel miteinander vermischen.
3. Im nächsten Schritt Wasser in die Schüssel gießen und alles mit einem Schneebesen verquirlen. Im Anschluss die Himbeeren in der Schüssel unterheben.
4. Nun einen Esslöffel Erdnussöl in einer Pfanne erhitzen und mit einem Esslöffel den Teig so in die Pfanne geben, dass acht Pancakes daraus werden.
5. Sobald ein Pancake am Rand aufsteigt, mit einem Pfannenwender gefühlvoll von der Pfanne lösen und anheben. Wenn er gut gebräunt ist, dann umdrehen und auf der anderen Seite braten.
6. Jeden der Pancakes beidseitig braten, bis er die gewünschte Bräune erreicht hat.

Tipp!

Die Pancakes lassen sich sehr gut mit gehackten Nüssen sowie Stückchen dunkler Schokolade verfeinern. Des Weiteren eignet sich auch der Klassiker Ahornsirup – aufgrund des Zuckergehalts in geringen Mengen – zum Süßen, um einen kulinarischen Hauch von Kanada zu entfalten.

Schlusswort

Es ist regelrecht faszinierend, was ein einziges Element in unserer Ernährung bewirken kann. Dabei verdankt Stevia seine Wirkung in allererster Linie nicht den eigenen Qualitäten. Vielmehr ist es deswegen so wirkungsvoll, weil mit seiner Einnahme der Verzicht auf Zucker einhergeht – oder einhergehen kann. Hier entscheiden Sie, ob Sie dem Zucker oder Stevia den Vorzug geben.

Zucker: Der Nährstoff, der bei übermäßigem Konsum zahlreiche gesundheitliche Schäden und sogar ernste Krankheiten hervorrufen kann. Zwar gibt es viele Einzelfälle, bei denen sich zeigt, dass selbst bei hohem Zuckerkonsum ein von Krankheiten und Übergewicht freies Leben möglich ist. Doch sich auf Ausnahmen zu verlassen, ist leichtsinnig. Wie Sie im Anfangskapitel gelernt haben, ist Zucker eine potenzielle Gefahr, die es ernst zu nehmen gilt. Dies muss keinen kompletten Verzicht auf Zucker bedeuten, auch wenn es oftmals im Sinne der Gesundheit das Beste wäre. Aber zumindest ein reduzierter Zuckerkonsum sollte in Erwägung gezogen werden. Hier hilft Stevia. Wenn Sie sich darauf einlassen, Zucker schrittweise komplett durch Stevia zu ersetzen, stehen Ihnen alle Türen offen:

- ▶ Besserer Gesundheitszustand

- ▶ Größeres Wohlempfinden

- ▶ Beachtliche Gewichtsreduktion

- ▶ Ansprechendes Äußeres

Reduzieren Sie schließlich die Dosis an Stevia in regelmäßigen Zeitabständen, dann besteht sogar die Aussicht, dass Sie nach und nach überhaupt kein Bedürfnis mehr nach Süßem haben werden. Denn die Macht der Gewohnheit spielt auch bei der Ernährung eine große Rolle. Durch die schrittweise Entwöhnung von Süßem warten vielfältige Vorteile auf Sie.

Aber auch wenn es mit der Entwöhnung nicht gleich klappt: Durch Stevia haben Sie die Chance, den Konsum von Süßem unschädlich zu machen. So leben Sie ein Leben ohne Entbehrungen. Vielleicht müssen Sie sich hin und wieder im gesellschaftlichen Rahmen erklären, wieso Sie den Zucker aus Ihrer Ernährung weitestgehend eliminiert haben, doch mehr Herausforderungen kommen auf lange Sicht nicht auf Sie zu. Außerdem profitieren Sie nach der gelungenen Stevia-Diät davon, dass Sie im Hinblick auf die Ernährung ein wesentlich lockereres Leben führen können. Wenn Sie doch einmal aus bestimmten Gründen eine Ausnahme machen und sich etwas stark Zuckerhaltiges gönnen, dann müssen Sie nicht mehr schuldbewusst in den Spiegel schauen. Vielmehr können Sie darauf vertrauen, dass Sie danach Ihr Essverhalten zügeln, weiter mit Stevia süßen und die Ausnahme ohne Konsequenzen bleibt.

Klingen diese Aussichten nicht verlockend?

Definitiv! Und Sie haben an dieser Stelle das Glück, alles Notwendige für das Beschreiten der Zuckerentwöhnung mit Stevia erhalten zu haben: Pläne, einige Geheimtipps und zusätzlich noch zehn Rezepte als Anreiz. Zudem wartet auf Sie kostenloses Bonusmaterial mit noch mehr Aufklärung bezüglich der Zuckerfallen, damit wirklich alles glatt läuft. Es sei zudem an dieser Stelle das zusätzliche Stevia-Kochbuch erwähnt, welches Ihnen noch mehr Anregungen gibt! Damit liegt es nun in Ihrer Hand! Legen Sie gemächlich, aber mit einem klugen und schrittweise durchgeplanten Weg los und verwirklichen Sie Ihre persönlichen Träume. Mögen Sie dabei größten Erfolg und Spaß haben!

Gratis-Bonusheft

Vielen Dank noch einmal für den Erwerb dieses Buches. Als zusätzliches Dankeschön erhalten Sie von mir ein E-Book, als Bonus und völlig gratis.

Dieses beinhaltet – wie auch schon in diesem Buch angekündigt – eine noch umfassendere Behandlung der vielen Zuckerfallen, die uns in unserer täglichen Ernährung begegnen und deren wir uns oft gar nicht bewusst sind. Das Bonusheft zeigt diese nicht nur auf, sondern liefert auch geeignete und attraktive Alternativen.

Sie können das Bonusheft folgendermaßen erhalten:

Um die geheime Download-Seite aufzurufen, öffnen Sie ein Browserfenster auf Ihrem Computer oder Smartphone und geben Sie Folgendes ein: zucker.tanjaludwig.com

Sie werden dann automatisch auf die Download-Seite geleitet.

Bitte beachten Sie, dass dieses Bonusheft nur für eine begrenzte Zeit zum Download verfügbar ist.

Quellen

Sie können alle hier genannten Quellen auch auf meiner Internetseite finden, sodass Sie nicht den kompletten Link eingeben müssen: www.tanjaludwig.com/quellen.

Literaturquellen:

Belitz, H.-D.; Grosch, W.; Schieberle, P.: *Lehrbuch der Lebensmittelchemie*. Heidelberg: Springer, 2008, 6. Auflage.

Flemmer, Dr. A.; Kamp, A.: *Stevia – Die gesunde & kalorienfreie Zuckeralternative*. München: Gräfe und Unzer Verlag GmbH, 2013.

Goettemoeller, J.; Lucke, K.: *Stevia – Das süße Blatt*. Königswinter: Mathias Lempertz GmbH, 2010.

Klock, M.; Klock, P.: *Trendpflanzen – Stevia, Goji, Indianerbanane*. Schwarzenbek: Cadmos Verlag, 2011.

Klock, P.; Klock, M.; Klock, T.: *Stevia – gesunde Süße selbst gemacht*. München: BLV Buchverlag GmbH & Co. KG, 2012.

Lindner, B.-N.: *Xylit – der ideale Zucker*. Kirchzarten bei Freiburg: VAK Verlags GmbH, 2013.

Müller, S.-D.: *Mythos Süßstoff – Die ganze Wahrheit über künstlichen und natürlichen Zuckerersatz*. Wien: Kneipp-Verlag GmbH und Co KG. 2010, 1. Auflage.

Schwedt, G.: *Zuckersüße Chemie – Kohlenhydrate & Co*. Weinheim: WILEY-VCH Verlag GmbH & Co KGaA, 2010.

Simonsohn, B.: *Stevia – sündhaft süss und urgesund*. Oberstdorf: Windpferd Verlagsgesellschaft mbH, 2012, 21. Auflage.

Online-Quellen:

https://www.pharmazeutische-zeitung.de/ausgabe-412017/wie-fructose-den-stoffwechsel-stoert/

https://www.diabetes-deutschland.de/archiv/archiv_2394.htm

https://www.welt.de/gesundheit/article148017029/Warum-zu-viel-Zucker-uns-dumm-macht.html

https://swrmediathek.de/player.htm?show=c409aac2-1e22-11e9-9a07-005056a12b4c

https://www.zuckerkrank.de/diabetes-typ-2/diabetes-typen

https://lchf-deutschland.de/zuckersucht-existiert-sie-wirklich/#_ftn1

https://www.jumpradio.de/thema/welche-auswirkungen-hat-zucker-auf-den-koerper-100.html

https://www.aerztezeitung.de/medizin/krankheiten/diabetes/article/973873/zucker-reduktion-so-will-deutschland-dickmacher-bezwingen.html

https://www.mdr.de/nachrichten/politik/ausland/zucker-steuer-getraenke-grossbritannien-100.html

https://www.foodwatch.org/fileadmin/Themen/Ampelkennzeichnung/Bilder/Danone_Der_Nutri_Score.pdf

https://www.vzhh.de/themen/lebensmittel-ernaehrung/ampelkennzeichnung-jetzt

https://de.wikipedia.org/wiki/Zucker

https://www.dge.de/wissenschaft/weitere-publikationen/fachinformationen/suessstoffe-in-der-ernaehrung/

https://www.vis.bayern.de/ernaehrung/lebensmittel/gruppen/zucker.htm

https://www.medizin-transparent.at/aspartam-suesses-gift-oder-harmlos

https://stevia.uni-hohenheim.de/herstellung

https://www.iww.de/ppz/patientenbehandlung/kariesprophylaxe-stevia-als-ersatz-von-zucker-effektive-wirkung-gegen-karies-und-pilze-n70054

https://www.safs-beta.de/infos/ernaehrungs-lexikon/begriff/energiebedarf.html

https://www.dge.de/ernaehrungspraxis/diaeten-fasten/paleo/

http://www.kleine-steinzeit.de/de/blogs/paleo-blog/xucker-light-Stevia-als-echter-paleo-zuckerersat/

https://www.ihr-wellness-magazin.de/gesundheit/gesuender-essen/trennkost-tabelle-liste.html

https://www.stern.de/gesundheit/ernaehrung/diaet/diaeten-im-check--so-funktioniert-weight-watchers-3532574.html